Prof. Dr. med. Heinrich Liehr

Leber – Galle – Bauchspeicheldrüse

Krankheiten / Ursachen
Untersuchungen
Behandlungsmöglichkeiten
Ernährungsvorschläge

TRIAS THIEME HIPPOKRATES ENKE

Anschrift des Autors:
Prof. Dr. med. Heinrich Liehr
Chefarzt der Medizinischen Klinik I
an den Kliniken der Stadt
Saarbrücken-Winterberg
Akademisches Krankenhaus
Postfach 75
D-6600 Saarbrücken

Umschlaggestaltung und Konzeption
der Typographie:
B. und H. P. Willberg, Eppstein/Ts.

Umschlagzeichnung:
Friedrich Hartmann, Stuttgart

*CIP-Titelaufnahme
der Deutschen Bibliothek*

Liehr, Heinrich:
Leber – Galle – Bauchspeicheldrüse:
Krankheiten, Ursachen, Unters.,
Behandlungsmöglichkeiten,
Ernährungsvorschläge / Heinrich Liehr.
– 11., überarb. Aufl. – Stuttgart: TRIAS–
Thieme Hippokrates Enke, 1989
Bis 10. Aufl. im Verl. Thieme,
Stuttgart, New York
Bis 10. Aufl. u. d. T.: Liehr, Heinrich:
Ärztlicher Rat für Leber-, Gallen- und
Pankreaskranke

(Die vorangegangenen Auflagen
erschienen unter dem Titel »Ärztlicher
Rat für Leber-, Gallen- und
Pankreaskranke« mit der ISBN
3-13-313110-9 im Georg Thieme
Verlag innerhalb der Reihe »Thieme
Ärztlicher Rat«)

Satz und Druck: Gulde-Druck GmbH,
Tübingen,
gesetzt auf Linotron System 4

ISBN 3-89373-044-3 1 2 3 4 5 6

Wichtiger Hinweis: Medizin als Wissenschaft ist ständig im Fluß. Forschung und klinische Erfahrung erweitern unsere Kenntnisse, insbesondere was Behandlung und medikamentöse Therapie anbelangt. Soweit in diesem Werk eine Dosierung oder eine Applikation erwähnt wird, darf der Leser zwar darauf vertrauen, daß Autoren, Herausgeber und Verlag größte Mühe darauf verwandt haben, daß diese Angabe genau dem **Wissensstand bei Fertigstellung des Werkes** entspricht. Dennoch ist jeder Benutzer aufgefordert, die Beipackzettel der verwendeten Präparate zu prüfen, um in eigener Verantwortung festzustellen, ob die dort gegebene Empfehlung für Dosierungen oder die Beachtung von Kontraindikationen gegenüber der Angabe in diesem Buch abweicht. Das gilt besonders bei selten verwendeten oder neu auf den Markt gebrachten Präparaten und bei denjenigen, die vom Bundesgesundheitsamt (BGA) in ihrer Anwendbarkeit eingeschränkt worden sind. Benutzer außerhalb der Bundesrepublik Deutschland müssen sich nach den Vorschriften der für sie zuständigen Behörde richten.

Geleitwort

Die Unterrichtung des Laien über medizinische Fragen ist ohne Zweifel eine sehr ernst zu nehmende Aufgabe der Publizistik. Diese Information sollte unbedingt in der Hand des Arztes bleiben, weil er allein die Voraussetzung für eine sachgerechte Darstellung der Zusammenhänge erfüllt. Freilich erfordert eine solche Belehrung des Patienten außer der unerläßlichen Beherrschung des Stoffes besonderes didaktisches Geschick und Erfahrung im Umgang mit dem Kranken – was in gleicher Weise für das ärztliche Gespräch gilt. Nur so entgeht man der Gefahr, einerseits der Entwicklung von Indolenz und Leichtsinn Vorschub zu leisten, andererseits hypochondrische Überbewertung von harmlosen Beschwerden zu induzieren. Daß ein solches Buch immer dem jeweiligen Stand des Wissens angeglichen wird, ist für das Gespräch zwischen Arzt und Patient besonders wichtig, weil ja der Laie heutzutage aus der Tagespresse sehr frühzeitig über neue Ergebnisse der medizinischen Forschung unterrichtet wird, und zwar – leider – durchaus nicht immer in sachlicher und kritischer Form.

Seit dem ersten Erscheinen des Buches sind auf dem Gebiet der Leber- und Gallenkrankheiten soviel neue Erkenntnisse über Ursachen, Diagnostik und Therapie gewonnen worden, daß sich die Notwendigkeit ständiger Neuauflagen ergab. Es sei hier – um nur einige Beispiele zu nennen – an die Entdeckung verschiedener Hepatitisviren, die diagnostischen Methoden der retrograden Gallengangsdarstellung (in Verbindung mit der Duodenoskopie) oder – auf therapeutischem Gebiet – die veränderten Prinzipien zur Ernährung Leberkranker erinnert. Es hat sich durch den technischen Fortschritt in der apparativen Diagnostik an Pankreaserkrankungen durch die Computertomographie ergeben, belastende Untersuchungen vermeiden zu können.

Prof. Dr. H. Liehr, der sich seit Jahren mit hepatologischen und gastroenterologischen Problemen beschäftigt, hat die mehrfachen Folgeauflagen betreut und dem jeweiligen aktuellen Stand des Wissens angepaßt und erweitert. Bedingt durch den Zugewinn an Wissen und Erfahrung ist das derzeitige Buch nur noch in seiner Diktion mit dem ursprünglichen Vorhaben zu vergleichen. Offensichtlich aber hat diese Tradition das Buch über Jahre die Patienten angesprochen, um den Autor zur weiteren Arbeit zu veranlassen.

Prof. Dr. H. A. Kühn
ehem. Direktor der Medizinischen Univ.-Klinik Würzburg
Freiburg/Brg.

Zu diesem Buch

Der Autor eines Ratgebers für Patienten muß beim Schreiben des Manuskriptes beachten, daß er mit seinen Informationen das hausärztliche Gespräch nicht stört, dem Erkrankten aber hilft, das hausärztliche Gespräch nachvollziehen zu können und Verständnis für die ärztlichen Maßnahmen zu gewinnen. Der Autor eines Ratgebers ist nicht berufen, dem Patienten ein Rezept zur Selbstdiagnose zu liefern, sondern, ihm allenfalls Mut zu machen, das Vertrauen seines Hausarztes zu suchen. In diesem Bemühen hat der Autor eines Ratgebers auch die Aufgabe, spektakuläre oder noch in der wissenschaftlichen Diskussion befindliche Trends und Möglichkeiten dahingehend zu beurteilen, ob sie bereits geeignet sind, die ärztliche Führung eines Erkrankten zu beeinflussen. Im ärztlichen Gespräch zeigt sich häufig, daß der Erkrankte Schwierigkeiten hat, das Ausmaß oft aber auch die Geringfügigkeit seiner Gesundheitsstörung zu verstehen, weil ihm die normalen Verhältnisse seines erkrankten Organs weder in Form und Feinaufbau noch in Funktion genügend bekannt sind. Hier hat ein Ratgeber mit den entsprechenden Hinweisen einen guten Platz.

Im Rahmen dieses Buches wird sich der Autor bei der Schilderung von Erkrankungen und den Untersuchungsnotwendigkeiten mit dem jeweils den Erkrankten betreuenden Arzt im Einklang finden. Schwierig wird es für den Autor eines Ratgebers bei der Behandlung. Es gibt Grundsätze einer Therapie für unterschiedliche Erkrankungen, aber auch Notwendigkeiten diese abzuändern, wenn es die persönliche Situation des Betroffenen erfordert. Dies ist ein Problem des unmittelbaren hausärztlichen Gespräches, nicht das Thema eines Ratgeberbuches.

Vor dieser Problemstellung des Autors gegenüber dem Leser und auch gegenüber dessen betreuenden Arztes ist dieser Ratgeber gedacht und entsprechend konzipiert. Seit seiner ersten Auflage im Jahre 1960 hat sich dieses Konzept bewährt: Der Ratgeber informiert, motiviert und ermutigt den Betroffenen für die Pläne seines behandelnden Arztes. Er läßt aber auch Spielraum, aufkommende Fragen mit dem Arzt aktuell zu besprechen.

Leber

Bau, Funktion und Funktionsstörungen

Um Verständnis für das Wesen eines kranken Organes zu gewinnen, muß man einen Begriff von seinem Aufbau und seiner Funktion bei Gesundheit haben.

Die Leber ist ein großes, blutreiches Organ von 1500 g Gewicht. Ihr Hauptanteil liegt im rechten Oberbauch unter der rechten Zwerchfellkuppel, erstreckt sich aber mit ihrem linken Lappen in den linken Oberbauch. Das wichtigste Grundelement ist die *»Leberzelle« (Parenchymzelle)*, die von zwei Seiten von Blut umspült wird und über die Gallengänge mit dem Darm in Verbindung steht.

Zwei große Gruppen von Funktionen hat die Leber mit ihren Leberzellen zu erfüllen:

1. Stoffwechselumsätze zur Aufarbeitung der Nahrung und damit zur Erhaltung des Gesamtorganismus und gleichzeitig zur Neutralisierung von Giften, die im Körper bei den Stoffwechselvorgängen entstehen oder mit der Nahrung aufgenommen werden.
2. Als Ausscheidungsdrüse zu dienen und Brauchbares (Verdauungssäfte) und Unbrauchbares (Stoffwechselschlacken usw.) über die Nieren oder über ein besonderes Kanalsystem (Gallenwege) zum Darm hin abzuleiten.

Entsprechend diesen in zwei Richtungen zielenden Leistungen finden wir auch zwei Transportwege:

1. den Blutweg, die Lebervenen, die dem Organismus die in der Leber aufbereiteten Nährstoffe und den Nieren die harngängigen Abbauprodukte über den großen Kreislauf zuführen, und
2. das Gallengangsystem, das in den Darm mündet, und gallengängige Schlackenstoffe und Verdauungssäfte ableitet.

Neben den Parenchymzellen enthält die Leber auch noch eine Zellfamilie, die sog. *»Sternzellen«*, die partikelförmige Schadstoffe aus dem Blut herausfiltern. Solche Schadstoffe werden entweder direkt durch den Darm aufgenommen oder entstehen im Körper selbst. Im wesentlichen aber wachen diese Zellen darüber, daß aus dem Darm keine infektiösen Stoffe den Organismus erreichen.

Die Blutzufuhr erfolgt in erster Linie über die *Pfortader*. Durch sie wird der Leber das Blut aus dem Darm direkt zugeleitet, worin die im Darm aufgenommenen Nahrungsbestandteile enthalten sind. Berechnungen haben ergeben, daß der Leber über die Pfortader pro Minute 1 Liter Blut angeboten wird. Außerdem erhält die Leber über die Leberarterie sauerstoffreiches Blut, das der Ernährung und Sauerstoffzufuhr der Leberzelle selbst dient.

Wollte man diese zu- und ableitenden Systeme mit einem modernen Industriebetrieb vergleichen, so bedeutet der Pfortaderstrom die Zulieferung von Rohstoffen, die Blutzufuhr über die Leberschlagader die Energiezufuhr für die Produktion. Über die Lebervenen verlassen dann die veredelten Produkte den Industriebetrieb.

Diese Übersicht soll das Verständnis erleichtern, wenn im folgenden die Einzelheiten zur Leberfunktion etwas näher besprochen werden.

Die Stoffwechselleistungen der Leber sind vielfältig. Sie hat eine zentrale Funktion bei *Eiweiß- und Kohlenhydratumsatz*.

Die Nahrungsbestandteile, die vom Darm her aus der Nahrung in schon vorbereiteten Bruchstücken (durch die Einwirkung von Verdauungssäften auf die Nahrung) über die Pfortader zur Leberzelle gelangen, werden für komplizierte chemische Umsetzungen zum Aufbau hochwertiger körpereigener Substanzen benötigt. Solche körpereigenen Substanzen sind die *Bluteiweißkörper,* die dem Organismus als Nahrung dienen und mit deren Hilfe lebensnotwendige Stoffe auf dem Blutweg an andere Zellen herangebracht werden (Transporteiweiße). Es werden weiterhin Bluteiweißkörper gebildet, die für gewisse Funktionssysteme im Organismus erforderlich sind, so u. a. die Eiweißkörper für die Blutgerinnung.

Der aus dem Darm aufgenommene Zucker (Kohlenhydrate) wird in der Leber zu *Glykogen* aufgebaut. Glykogen ist die Speicherform von Zucker und besteht pro Molekül aus vielen einzelnen Zuckerbausteinen. Durch diese Zuckerspeicherung steht dem Organismus immer eine ausreichende Menge von Zucker zur Verfügung, auch wenn einmal mangels Angebot durch die Nahrung weniger Zucker aufgenommen wird als benötigt. Zur Zellernährung müssen diese wichtigen Substanzen nämlich in gleichmäßigem Fluß an das Blut abgegeben werden. Die Speicherkapazität für Glykogen in der Leber ist allerdings beschränkt. Übersteigt daher das Zuckerangebot die Speicherfunktion der Leber, so werden Kohlenhydrate in Fette umgewandelt und direkt an das Blut abgegeben, das sie an die Fettdepots des Organismus zur Speicherung abgibt.

Aus dem Darm fließen der Leber aber nicht nur hochwertige Nahrungsbestandteile zu, sondern auch Giftstoffe, die während des Verdauungsprozesses entstanden sind oder bereits als solche dem Organismus zugeführt werden. Diese Gifte werden in der Leber chemisch so verändert, daß sie für den Körper nicht mehr schädlich sind. Sie werden dann entweder an das Blut abgegeben und verlassen über die Niere den Organismus oder werden der Galle beigemischt und verlassen über den Darm den Körper. Gifte dieser Art können Stoffwechselprodukte der Darmbakterien sein, von denen in den letzten Jahren dem Ammoniak eine besondere Bedeutung zugemessen wurde. Dieser Substanz werden wir noch bei der Besprechung der Leberzirrhose begegnen.

Im weitesten Sinne lassen sich auch Arzneimittel mit dem Begriff Gifte in Verbindung bringen. Fast alle Medikamente, die wir kennen, werden nach Einnahme der Leber zur Bearbeitung zugeführt. Oft erst entstehen aus diesem Bearbeitungsprozeß die Produkte, die eine Heilwirkung im Körper entfalten.

Es wurde schon oben angeführt, daß neben den Leberzellen auch die Sternzellen einen wichtigen Funktionsbereich der Leber bestimmen. Diese Sternzellen, die etwa ein Zehntel des Lebergewichtes ausmachen, sind der größte Teil unseres *unspezifischen Abwehrsystems* für infektiöse Stoffe. Die Zellen liegen direkt in den Bluträumen zwischen den Leberzellen und werden somit dauernd vom die Leber durchströmenden Blut umspült. Die Zellen haben eine hohe Empfindlichkeit, partikelförmige Fremdstoffe zu erkennen, lagern diese in Bruchteilen von Sekunden an ihre Zelloberfläche an, transportieren sie durch Einstülpungen in das Zellinnere und bauen sie ab. Da eine solche unspezifische Infektabwehr Teil unseres allgemeinen Schutzes gegen Infekte ist (Immunsystem), ist die Leber nicht nur ein Stoffwechselorgan, sondern auch ein *immunologisches Organ*.

Eine weitere wichtige Funktion der Leber ist ihre Funktion als Ausscheidungsdrüse. Um diese Funktion zu erfüllen, produziert die Leber den Gallensaft. Mit ihm werden nicht nur Schlackenstoffe in den Darm ausgeschieden, sondern durch seinen Gehalt an Gallensäuren trägt er zur ordnungsgemäßen Aufnahme von Nahrungsfett aus dem Darm bei. Der Organismus kann nämlich nur solche Stoffe aufnehmen, die in Wasser lösbar sind. Von Fetten wissen wir aber, daß diese normalerweise nicht wasserlöslich sind und somit in ihrer ursprünglichen Form für die Nahrungsaufnahme durch den Darm ungeeignet sind. Dieses Problem lösen nun die *Gallensäuren*, die einzelne Fettmoleküle so umschließen, daß sie wasserlöslich werden und durch die Darmzotten in die Blutbahn gelangen können.

Neben dieser Funktion haben die Gallensäuren aber auch noch eine Bedeutung bei der Erhaltung der Löslichkeit von Stoffen, die von der Leber über die Galle ausgeschieden werden. Insbesondere handelt es sich hierbei um das *Cholesterin*. Übersteigt aus irgendwelchen Gründen der Cholesteringehalt der Galle den für die Löslichkeit notwendigen Anteil an Gallensäuren, so kann Cholesterin ausfallen. Dies wäre der Anfang eines Gallensteinleidens, auf das wir später zu sprechen kommen werden.

Der Gallensaft enthält weiterhin *Bilirubin*. Dies ist ein gelber Farbstoff, der ursprünglich aus dem roten Blutfarbstoff stammt, dem *Hämoglobin*. Zerfallen gealterte rote Blutkörperchen, so wird dieser Farbstoff frei und gelangt über die Pfortader in die Leber. In der Form aber, wie er aus den roten Blutkörperchen frei wird, kann er nicht ausgeschieden werden, denn ihm fehlt die Wasserlöslichkeit. Dies bewerkstelligt nun die Leberzelle durch chemischen Umsatz und scheidet den Farbstoff als Bilirubin in die Gallenflüssigkeit aus. Es ist über weitere Unterstufen verantwortlich für die Braunfärbung des Stuhls. Ist die Ausscheidungsfunktion der Leberzelle durch einen krankhaften Prozeß gestört, so wird das Bilirubin nicht in die Gallengänge, sondern in das Blut abgegeben, wo es nun je nach Schwere der Leberzellenschädigung in größerer oder kleinerer Menge kreist, teilweise sich in den einzelnen Organen ablagert, teilweise über die Nieren ausgeschieden wird. Als sichtbares Zeichen werden dann Augenweiß und Haut sich gelb, der Urin sich dunkelbraun verfärben. Wir haben das Symptom *»Gelbsucht«*, den *Ikterus*, vor uns. Aus dem beschriebenen Umwandlungs- und Ausscheidungsweg läßt sich entnehmen, daß der zweite Ort der Leberzelle, wo eine Ausscheidungsbehinderung auftreten kann, das Gallengangssystem ist. Ist dieses nämlich verschlossen oder eingeengt, staut sich Bilirubin in den Gallenwegen auf und tritt ebenfalls in das Blut über. So kann einmal ein sog. *»Leberzellikterus«* entstehen oder ein *»Gallengangsikterus«*. In beiden Fällen wird aber kein Bilirubin in den Darm ausgeschieden, so daß der Stuhl hell bleibt. Bei der Besprechung der einzelnen Krankheitsbilder werden wir diese Symptome wieder finden.

Aus dem bisher Gesagten wird deutlich, daß die Leber hauptsächlich ein Stoffwechselorgan ist. Sie bereitet die Nahrung auf und sorgt dafür, daß die Nahrungsbestandteile den anderen Zellen im Organismus zugänglich werden. Sie sorgt auch dafür, daß Abfallprodukte ausgeschieden werden und daß Giftstoffe entweder den Organismus gar nicht erreichen oder ihn in entgifteter Form wieder verlassen können. Sie hilft mit ihrer Gallensekretion weiterhin, wasserunlösliche, aber für den Körper wichtige Bestandteile aus der Nahrung aufzunehmen.

Um allen diesen Funktionen gerecht zu werden, besitzt die Leber einen besonderen feingeweblichen Aufbau. Wie in jedem Organ, so ist auch in der Leber ein Flechtwerk von Stütz- und Bindegewebe zu finden, in dem sich die Leberzellen, die Blutgefäße und die Gallengänge entsprechend ihrer Funktion anordnen. Dieses Bindegewebswerk würde kaum erwähnt werden, wenn es sich nicht bei bestimmten Erkrankungen, insbesondere bei chronischen Entzündungen, vermehren und dann für den Charakter und den Ablauf der Erkrankung bestimmend würde.

Durch Wucherung und Schrumpfung kann das Bindegewebe den Organaufbau derart stören, daß Blutgefäße eingeengt oder verlegt werden. Dieser Vorgang ist besonders von Bedeutung, wenn das *Pfortadersystem* betroffen wird.

Betrachten wir das Pfortadersystem einmal in seiner Gesamtheit – die Abb. 1 soll dies veranschaulichen –, so drängt sich der Vergleich mit einem buschigen Kugelbaum mit kurzem Stamm auf. Seine Wurzeln liegen im Darmgebiet: Hier treten die über die Darmzotten aufgenommenen Nahrungsbestandteile in das Pfortadersystem über. Das vielfältige Wurzelwerk vereinigt sich dann zum Pfortaderstamm. Dieser tritt nach kurzem Verlauf in die Leber ein und gabelt sich dort in ein enges Verzweigungswerk, dessen Endprodukt – ähnlich wie die Blätter am Baum – die Leberzellen sind. Die Endaufzweigungen des Pfortadersystems zwischen den Leberzellen werden auch *»Lebersinusoide«* genannt. Dies ist der Ort, wo der endgültige Stoffaustausch zwischen Pfortaderblut und Leberzelle stattfindet. Stellen wir uns nun einmal vor, daß eine vermehrte Bindegewebsentwicklung diese Endaufteilungen des Pfortaderstromgebietes verlegt, so wird deutlich, daß ein geregelter Fluß von Pfortaderblut durch die Leber nicht mehr stattfinden kann. Das Pfortaderblut wird sich daher aufstauen und den Druck im Pfortaderstamm erhöhen. Unter solchen Umständen muß sich das Pfortaderblut andere Wege suchen. Diese findet es in Venengeflechten, die an der Leber vorbei in die großen Körpervenen führen. Wir haben dann das Krankheitsbild des sog. *«Pfortaderhochdruckes«* vor uns, die häufigste Komplikation chronischer Leberleiden. Auch dieses wird uns später wieder bei der Besprechung von Lebererkrankungen begegnen.

Vorerst aber wollen wir uns weiter dem normalen feingeweblichen Aufbau der Leber widmen. Die Leberzelle ist das auf einem mikroskopischen Schnitt am deutlichsten hervortretende Bauelement. Im Vergleich zu anderen Körperzellen ist es ein verhältnismäßig großes Gebilde, das – räumlich gesehen – eine würfelartige Form hat. Die einzelnen Leberzellen liegen zwischen zwei Lebersinusoiden in Balkenform hintereinander. Wo zwei

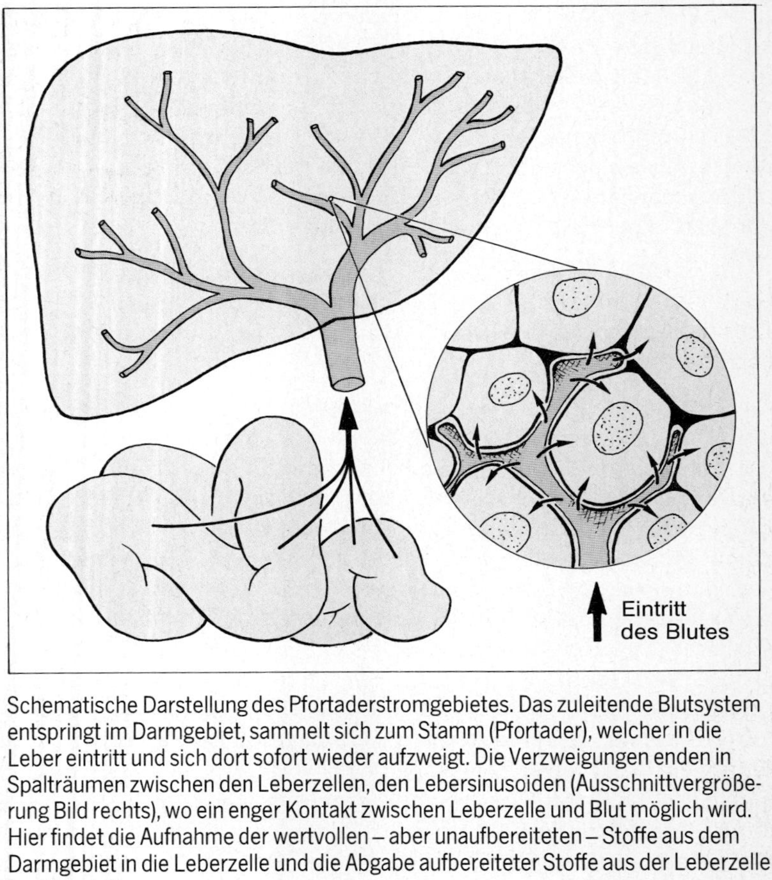

Abb. 1 Schematische Darstellung des Pfortaderstromgebietes. Das zuleitende Blutsystem entspringt im Darmgebiet, sammelt sich zum Stamm (Pfortader), welcher in die Leber eintritt und sich dort sofort wieder aufzweigt. Die Verzweigungen enden in Spalträumen zwischen den Leberzellen, den Lebersinusoiden (Ausschnittvergrößerung Bild rechts), wo ein enger Kontakt zwischen Leberzelle und Blut möglich wird. Hier findet die Aufnahme der wertvollen – aber unaufbereiteten – Stoffe aus dem Darmgebiet in die Leberzelle und die Abgabe aufbereiteter Stoffe aus der Leberzelle ins Blut statt.

Leberzellen zusammenstoßen, bildet sich zwischen ihnen durch jeweils halbmondförmige Einbuchtung der benachbarten Leberzellwände ein röhrenförmiges Element. Dies ist der Anfang des *Gallengangssystems* (Abb. 2). So unscheinbar dieser Anfang des Gallengangssystems auch aussehen mag, in Wahrheit handelt es sich um ein hochdifferenziertes Organgebilde. In starker Vergrößerung erkennt man, daß zottenförmige Wandausstülpungen in diese feinsten Gallenkanäle hineinragen. Sind diese zerstört, ist auch die Gallenausscheidungsfunktion nicht mehr gewährleistet.

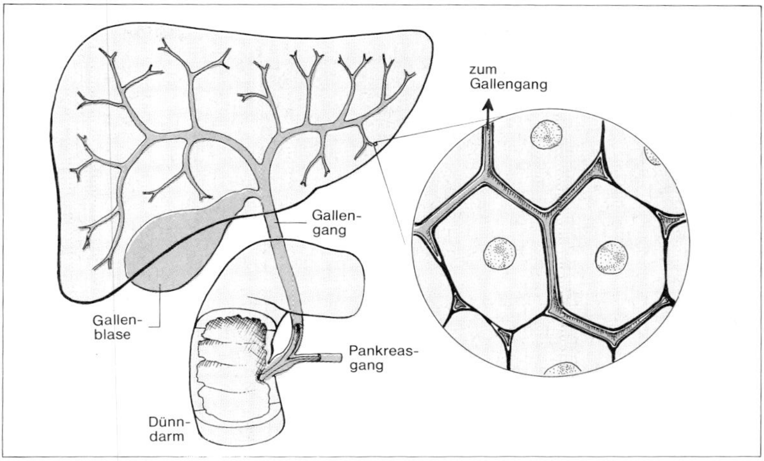

Abb. 2 Schematische Darstellung des Gallengangsystems. Das Gallengangsystem beginnt an den Leberzellzwischenräumen in Form von kleinen Spalten, die sich zum Gallengang sammeln. Dieser führt die Gallenflüssigkeit zum Darm, vorher bildet er eine Art Blindsack, die Gallenblase (auf dem Bild links abgehend). Hier wird die Gallenflüssigkeit gespeichert und eingedickt.

Wie jede Zelle besteht auch die Leberzelle aus Zellmasse und Zellkern. Beide bilden untereinander eine Funktionseinheit und sind für die vielfältigen Stoffwechselaufgaben mit einer Reihe von chemischen Wirkstoffen versehen. Einen Teil dieser »Arbeitsstoffe«, auch *»Fermente«* oder *»Enzyme«* genannt, bezeichnet der Chemiker als Transaminasen. Sie haben eine wichtige Funktion im Eiweißstoffwechsel und werden hier erwähnt, weil sie uns später bei der Frage der Untersuchungsmöglichkeiten der Leberfunktion und bei der Erkennung möglicher Krankheiten erneut begegnen werden. Hier in der Zellmasse und im Zellkern liegen auch die Produktionsorte für die Funktionseiweißkörper wie der Gerinnungsfaktoren.

Aus dieser Betrachtung des feingeweblichen Aufbaus der Leber wird bereits klar, daß Leberzelle, sie umströmendes Pfortaderblut und beginnendes Gallengangssystem untereinander eine kleine Funktionseinheit darstellen. Dies ist aber mehr eine Betrachtung aus der Funktion heraus, weniger aus der anatomischen Situation. Aus anatomischer Sicht ist die kleinste funktionelle Einheit der Leber das *Leberläppchen*, ein organisch wohl gegliederter Verband von Leberzellen mit Gefäßen und Gallengängen. Seine Mitte bildet die sog. *Zentralvene*. Diese ist der Anfang des blutablei-

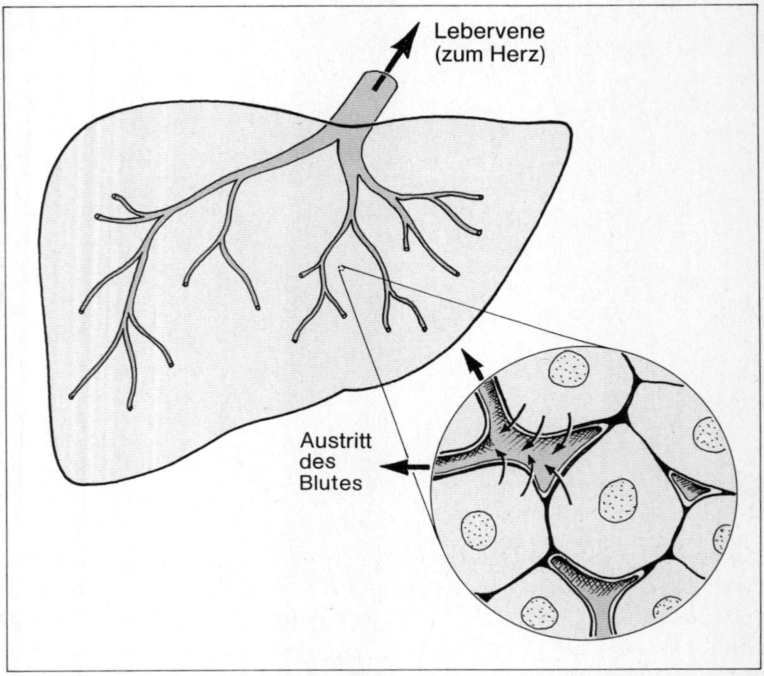

Abb. 3 Schematische Darstellung des Lebervenensystems. Das ableitende Blutsystem beginnt da, wo das zuleitende endet, in den Lebersinusoiden zwischen den Leberzellen. Es sammelt sich zum Stamm, der Lebervene, welche das Blut dem Herzen zuführt. Das aus dem Darmgebiet stammende Blut kann also erst, nachdem es die Leber passiert hat und dort von den Leberzellen kontrolliert wurde, zum Herzen weiterfließen.

tenden Systems aus der Leber in den großen Kreislauf. Die Zentralvenen vereinigen sich zu immer größeren Gefäßen, die letztendlich die Lebervenen bilden, die dann kurz unterhalb des Zwerchfells in die untere Hohlvene einmünden (Abb. 3).

Bei einer Besprechung des Aufbaus der Leber muß auch das Gallengangssystem eingeschlossen werden. Es wurde bereits erwähnt, daß es zwischen den Leberzellen beginnt. Am Rande des Leberläppchens finden sich kleine Sammelröhren, die die Galle aus der Funktionseinheit Leberläppchen aufnehmen. Diese vereinigen sich weiter bis zu fast fingerdicken Gallengängen, die dann den *Hauptgallengang* (Ductus choledochus) bilden.

Dieser mündet über die sog. *Vatersche Papille* in den oberen Zwölffingerdarm. Die Papillenöffnung hat einen Verschlußmechanismus, damit nicht Darminhalt in das Gallengangsystem übertreten kann. Etwa in der Mitte des Hauptgallenganges mündet die Gallenblase. Diese hat die Aufgabe, die Gallenflüssigkeit einzudicken und zu speichern, damit im Bedarfsfall, etwa bei Mahlzeiten, ausreichend Galle für die notwendigen Verdauungsvorgänge abgegeben werden kann. Bei der Besprechung der Gallenwegserkrankungen werden wir noch weitere Einzelheiten kennenlernen.

Untersuchungsmöglichkeiten der Leber

Vorbemerkung

Seit die Erkrankungen der Leber mit exakten naturwissenschaftlichen Methoden erforscht werden, hat es nicht an Versuchen gefehlt, die Geheimnisse dieses Organs aufzuklären. Man untersuchte schon sehr früh Urin, Stuhl und Blut und entwickelte später Belastungsproben mit Bilirubin und anderen Farbstoffen. Mit dem Fortschreiten der biologischen Chemie wurden die vielfältigen Funktionen der Leber immer weiter entschlüsselt. Damit stieg die Zahl der verschiedenartigen Leberfunktionsproben, die Einblick in die Einzelfunktionen der Leber vermitteln sollen. Zweifelsohne hat dieses Bemühen dazu beigetragen, normale und krankhafte Funktionen der Leber besser zu verstehen, was letztlich den Kranken zugute kommt.

Aber nicht alle Tests sind geeignet für die tägliche Praxis des niedergelassenen oder im Krankenhaus tätigen Arztes. Teilweise sind die Untersuchungen zu aufwendig oder für den Patienten belastend, ohne daß sie zum eigentlichen Erkennen der Erkrankung Wesentliches beitragen. Es werden aber nur solche Untersuchungsmethoden angewendet, die in ihrer sinnvollen Kombination den bestmöglichen Aufschluß über Vorliegen und Art einer Lebererkrankung oder eines Gallenleidens geben. Allerdings, ein *einziger* Test zur Erfassung aller Leberfunktionen ist bisher noch nicht bekannt. Aussagen, wie etwa »Ihre Leber arbeitet nur noch zu 40%«, wird daher der Arzt nicht machen können. Es sollte auch verstanden werden, daß mit Blutuntersuchungen nur der Verdacht auf eine bestimmte Lebererkrankung ermöglicht wird und diesem Verdacht dann durch weitergehende Untersuchungen bis hin zur feingeweblichen Beurteilung des Lebergewebes nachgegangen werden muß. Häufig ergibt sich aber der Verdacht auf ein Leberleiden schon aus den Schilderungen des Erkrankten über seine augenblicklichen Beschwerden und aus Hinweisen, wann und wie diese Beschwerden begonnen haben.

Im ärztlichen Sprachgebrauch wird dies als *Anamnese* bezeichnet und bedeutet im ursprünglichen griechischen Sinne »sich Erinnern«. Die körperliche Untersuchung ist für den Arzt eine weitere wertvolle Möglichkeit, sich über die Art eines Leberleidens ein Bild zu verschaffen. Somit ergibt sich die endgültige Diagnose erst aus einer Reihe von Mosaiksteinen, die sich jeweils aus unterschiedlichen Untersuchungen herleiten. Der ratsuchende Patient überfordert daher seinen Arzt, wenn er gleich nach seinem ersten Besuch eine genaue Aussage zu seinem Gesundheitszustand verlangt. Voreilig geforderte ärztliche Stellungnahmen schaffen eher Unruhe und Besorgnis. Der Ratsuchende muß wissen, daß eine Lebererkrankung anders ist als ein Knochenbruch, der im allgemeinen schnell und umfassend hinsichtlich Art, Schwere und Behandlungsmöglichkeit beurteilt werden kann.

Nach diesen Vorbemerkungen wird es leichter sein, die unterschiedlichen Maßnahmen zu erläutern, die ein Arzt ergreifen wird, wenn Leber und Galle untersucht werden sollen.

Anamnese und körperliche Untersuchung

Zuerst einmal ist es wichtig, daß der Arzt erfährt, welche Beschwerden vorliegen. Tückischerweise machen Lebererkrankungen *nur wenig Schmerzen*, häufig sogar keine. Wenn ein Patient spürt, daß »er eine Leber hat«, etwa durch einen gewissen leichten Druck im rechten Oberbauch, so kann dies schon ein Hinweis sein. Die Leber macht sich nämlich immer dann bemerkbar, wenn sich ihre Kapsel dehnt, denn nur diese hat auch Schmerznerven.

- Starke Einlagerung von Fett, wie etwa bei übermäßigem Alkoholkonsum, kann eine Ursache sein.
- Kolikartig auftretende Schmerzen, nach rechts und in den Rücken ausstrahlend, sind eher verdächtig auf eine Gallenwegserkrankung.
- Frühes Zeichen einer Gelbsucht ist der dunkle Urin und die helle Stuhlfarbe.
- Eine gelbliche Verfärbung des Augenweißes ist ein weiteres Zeichen, daß eine Lebererkrankung vorliegen kann.

Bei der körperlichen Untersuchung wird der Arzt die Haut absuchen, ob dort etwa Veränderungen zu finden sind, die auf eine Lebererkrankung hindeuten. Besonderes Augenmerk wird er auf sog. *»Lebersternchen«* richten. Dies sind spinnenartig erweiterte Hautäderchen, die sich häufig bei chronischen Lebererkrankungen finden. Sie treten aber auch in der Schwangerschaft auf und sind dann kein Hinweis auf eine erkrankte Leber. Eine fleckige Rötung der Handinnenflächen kann auch als Hinweis auf eine Lebererkrankung dienen, ebenso wie eine Verhärtung und Schrumpfung der Beugesehne der Mittel-, Ring- und/oder Kleinfinger (Dupuytrensche Kontraktur). Diese sog. *Leberhautzeichen* sind indirekte Hinweise auf das Vorliegen einer Lebererkrankung. Es hat sich nämlich gezeigt, daß sie auch auftreten können, ohne daß eine Lebererkrankung vorliegt. Für den Arzt sind sie daher nur hilfreiche Indizien, aber keine endgültigen Beweise.

Die *Bestimmung der Lebergröße* ist ein wichtiger Teil der körperlichen Untersuchung. Normalerweise überragt die Leber nur kaum den rechten Rippenbogen. Vergrößert sich die Leber, kann dies in stärkerem Maß eintreten. Auch hier wird der Arzt entscheiden müssen, ob die Tastbarkeit der Leber bedingt ist durch eine Lebervergrößerung oder etwa durch ein Tiefertreten des Zwerchfelles. Eine solche Situation ergibt sich z. B. bei einer Lungenblähung. Somit ist alleine eine tastbare Leber noch nicht unbedingt auch ein Zeichen für eine Lebererkrankung. Der Arzt wird daher durch Klopfen und Tasten sich ein Bild über die obere und untere Leberbegrenzung machen. Der so bestimmte Leberdurchmesser soll im Normalfall 13 cm nicht überschreiten. Durch Betasten der Leber (sog. Palpation) kann sich der Arzt auch ein Bild machen über die Konsistenz, die Härte des Organs und in geeigneten Fällen auch über seine Oberfläche. Bei dieser Untersuchung greift der Arzt mit den Innenflächen seiner Hände unter den rechten Rippenbogen, wobei der Patient tief Luft holt. Dabei tritt – wie oben schon erwähnt – die Leber unter dem Brustkorbrand hervor.

Mittels Beklopfen der Bauchdecken kann sich der Arzt auch überzeugen, ob eventuell eine *krankhafte Ansammlung von Wasser* in der Bauchhöhle zu vermuten ist. Das Abtasten des linken Oberbauches gestattet ihm, eine Vergrößerung der Milz zu erkennen, die häufig bei chronischen Lebererkrankungen mit Stauung im Pfortadersystem zu finden ist.

Damit aber ist es noch nicht getan, denn es gibt eine Reihe von Lebererkrankungen, die sich als Folge anderer Erkrankungen entwickeln. Der Arzt wird daher den ganzen Körper untersuchen müssen, auch wenn vordergründig nur die Leber erkrankt erscheint. Somit wird verständlich, daß eine Untersuchung auf das Vorliegen einer Lebererkrankung auch eine *Prüfung auf »Herz und Niere«* beinhaltet.

Aus den Schilderungen des Patienten über seine Beschwerden und dem Ergebnis der körperlichen Untersuchung läßt sich für den Arzt meist der Verdacht auf das Vorliegen einer Lebererkrankung herleiten, häufig ergibt sich auch schon eine Vermutung über die Art. Diese Erkenntnisse sind die Grundlage für die Planung weiterer Untersuchungen, die den Verdacht bestätigen oder ausräumen sollen.

Blutuntersuchungen

Da das Blut ein Spiegel für krankhafte Veränderungen im Organismus ist, gehören Blutuntersuchungen auch zu den Hilfsmitteln zur Erkennung von Erkrankungen der Leber und der Gallenwege. Allerdings, eine einmalige Blutuntersuchung ist nicht immer ausreichend, denn nicht alleine der augenblickliche Stand der unterschiedlichen Blutwerte ist bedeutsam, sondern auch, wie sich diese Werte über einen gewissen Zeitraum verändern. Somit wird es für den Arzt gelegentlich notwendig werden, mit dem Patienten eine erneute Blutabnahme innerhalb von Tagen oder Wochenfrist zu verabreden. Häufig auch ergibt sich aus dem Ausfall der ersten Untersuchung ein neues Verdachtsmoment, das durch weiterführende Blutuntersuchungen mehr eingegrenzt werden muß.

Im Rahmen der Erkennung von Krankheiten, der sog. »Diagnostik«, ist daher erfahrungsgemäß ein erneuter Gang zum Arzt die Regel. Der Patient sollte sich dadurch nicht beunruhigen lassen. Auch sollte der Patient Verständnis haben, daß auch Blutuntersuchungen aus rein technischen Gründen eine gewisse Zeit erfordern, bis die Ergebnisse vorliegen. Auch der Arzt benötigt Zeit, um die Probenergebnisse kritisch auswerten zu können. Es muß nämlich in Rechnung gestellt werden, daß eine Reihe von Proben, die für die Leberdiagnostik wertvoll sind, auch dann krankhaft ausfallen können, wenn etwa im Rahmen einer fieberhaften Grippe oder einer Lungenentzündung auch die Leber beeinflußt wird. Dies hat aber nicht immer Krankheitswert, sondern ist als sog. »Mitreaktion« der Leber ein flüchtiges Ergebnis, das sich nach Abklingen der zugrundeliegenden Erkrankung wieder normalisiert. Zudem ist ein Teil der Proben nicht unbedingt organspezifisch, und die Ergebnisse lassen sich nur dann verwerten, wenn mit Sicherheit andere Organerkrankungen (z.B. des Herzens) ausgeschlossen sind.

Mit diesen Sätzen soll dem Laien eine Erklärung dafür gegeben werden, warum eine Untersuchung auf Leber- oder Galleerkrankungen keine Maßnahme von Tagesfrist sein kann, sondern von beiden Seiten, Patient und Arzt, Verständnis und Geduld erfordert.

Den Ratsuchenden interessiert aber nicht nur, warum ihm nicht rasch gesagt werden kann, woran er leidet und was etwa zu tun ist, um seine

Gesundheit wieder herzustellen, sondern er wird auch wissen wollen, welche Untersuchungen an seinem Blut vorgenommen werden und was sie aussagen. Was nützt es ihm, wenn der Arzt ihm sagt, daß z. B. »die Transaminasen sich gebessert haben«, ohne daß ihm klar ist, was dies eigentlich bedeutet und worauf sich ein solcher Wert bezieht. Eine solche Nichtkenntnis von Einzelheiten kann häufig zu Verunsicherung und Besorgnis des Erkrankten führen. Daher sollen einige Erläuterungen folgen, die zu einem besseren Verständnis der unterschiedlichen Blutuntersuchungen beitragen.

Zu Beginn dieses Ratgebers wurden die unterschiedlichen Aufgaben der Leber und des Gallenwegssystems geschildert. Es wurde versucht deutlich zu machen, daß die Leberzelle die Hauptfunktion des Organs bewerkstelligt und daß sie das Gallenwegssystem benötigt, um Schadstoffe in den Darm abzuleiten oder verdauungsfördernde Substanzen dem Darm zuzuführen. Es wurde auch geschildert, daß neben den Leberzellen auch für die Abwehr wichtige Zellen ein Teil des Organs sind. Aus diesen unterschiedlichen Funktionen der Leber ergibt sich eine Zahl von Untersuchungsmöglichkeiten, die diese Teilfunktionen der Leber testen und damit Inhalt einer Blutuntersuchung auf Leber- und Galleerkrankungen sind. Der Arzt stellt meistens aus unterschiedlichen Proben zu unterschiedlichen Teilfunktionen eine gewisse Kombination für ein erstes Suchprogramm zusammen. Solch ein Suchprogramm wird Tests enthalten, mit denen festgestellt werden kann

- ob Stoffe, die sich normalerweise innerhalb der Zelle befinden, in die Blutbahn übergetreten sind,
  welche die Stoffaufbauleistung, die Syntheseleistung, der Leber erfassen.
  Weiterhin werden Tests zur Anwendung kommen,
  mit denen die Ausscheidungsfunktion der Leber geprüft wird und die abnorme immunologische Reaktion im Organismus anzeigen.

Hierzu sind folgende Erläuterungen notwendig:

Wirksubstanzen (Enzyme)

Jede Zelle unseres Körpers ist reich an Wirksubstanzen (Enzymen), die erst die der Zelle zugedachte Funktion ermöglichen. So ist die Leberzelle u. a. reich an »*Transaminasen*«, die ihre Funktion hauptsächlich im Energiehaushalt des Organismus erfüllen. Normalerweise sind diese Stoffe im Blutserum nur in geringer Konzentration zu finden. Erkranken dagegen die Leberzellen und wird ihre Umhüllung, die Zellmembran, durchlässig, so gelangen diese »Arbeitsstoffe« in das Blut und lassen sich dort nachweisen. Je höher der Wert für die Transaminasen im Blut ausfällt, desto intensiver dürfte die Schädigung der Leberzelle sein oder desto ausgeprägter gehen Leberzellen zugrunde. Im allgemeinen werden zwei dieser Wirksubstanzen bestimmt, die Serum-Glutamat-Oxalat-Transaminase, die SGOT, und die Serum-Pyruvat-Glutamat-Transaminase, die SGPT.

Syntheseleistung

Soll die Syntheseleistung der Leber überprüft werden, so liegt es nahe, die Normabweichungen von Blutspiegeln solcher Substanzen zu prüfen, die ausschließlich von der Leber synthetisiert werden. Hier bietet sich natürlich eine Fülle von Möglichkeiten an, aber nur wenige Tests werden für die normale Leberdiagnostik benötigt. Es handelt sich hierbei im wesentlichen um die Bestimmung des *Albumins*, der *Gerinnungsfaktoren* und der *Cholinesterase*. Das Albumin ist der Haupteiweißkörper, der von der Leber für verschiedene Funktionen des Organismus bereitgestellt wird. Albumin ist nicht nur ein Eiweißkörper, der Transportfunktionen erfüllt, sondern der auch für die Eiweißernährung der Körperzellen Verwendung findet. Ein Großteil der für die Blutgerinnung notwendigen Eiweißkörper wird in der Leber aufgebaut, weshalb sich die Prüfung der Gerinnungsfähigkeit des Blutes gut eignet, Rückschlüsse auf die Leberfunktion zu ziehen. Die Cholinesterase wird ebenfalls in der Leber produziert. Es handelt sich dabei um einen Eiweißkörper, der für die regelrechte Funktion der Muskelkontraktion notwendig ist. Diese Erklärungen machen deutlich, daß es sich bei den genannten Eiweißkörpern um Arbeitsstoffe handelt, und dies erklärt, warum bei einer Erniedrigung ihrer Blutspiegel nicht unbedingt alleine eine mangelhafte Syntheseleistung der Leber verantwortlich ist. Es ist durchaus möglich, daß auch im Organismus ein vermehrter Bedarf an diesen Eiweißkörpern vorliegt. Somit sind unter dem Normalwert gefundene Werte nicht unbedingt auch ein Hinweis, daß die Syntheseleistung der Leber gestört ist. In jedem Fall aber wird sich der Arzt darum bemühen, eine Erklärung für Normabweichungen zu finden. Dies ist erwähnenswert, damit der Erkrankte aus erniedrigten Sollwerten nicht unbedingt auch auf eine eingeschränkte Funktion seiner Leber schließt.

Bestimmung des Bilirubins

Unter den Tests, mit denen die *Ausscheidungsfunktion* der Leber geprüft wird, befindet sich auch die Bestimmung des Bilirubins im Blutserum. Es wurde anfangs gesagt, daß sowohl die Leberzelle als auch der Zustand des galleableitenden Systems für eine normale Ausscheidung dieses ursprünglich aus zerfallenden Blutkörperchen stammenden Farbstoffes verantwortlich sind. Es liegt daher auf der Hand, daß eine irgendwie geartete Ausscheidungsstörung sich in der Höhe des Bilirubinspiegels im Blut bemerkbar machen muß. Neben dem Bilirubin werden aber auch noch andere Stoffe von der Leber ausgeschieden. Hierbei handelt es sich um die *alkalische Phosphatase*, die als Enzym im Knochenaufbau eine Rolle spielt, und das *Kupfer*, das als Spurenelement im Zellstoffwechsel von Bedeutung ist. Werden diese Stoffe nicht ordnungsgemäß über Gallenwege und Darm aus dem Körper entfernt und häufen sich im Blut an, so ist dies ein Zeichen, daß die Ausscheidungsfunktion der Leber und/oder des Gallenwegssystems nicht intakt ist. Diese generelle Aussage trifft für die alkalische Phosphatase allerdings nur teilweise zu, denn wir wissen, daß bei einer Ausscheidungsstörung der Leberzelle diese auch vermehrt gebildet werden kann. Abgesehen davon, welcher Mechanismus jeweils auch zugrunde liegt: Anstiege der alkalischen Phosphatase sind ein Zeichen für eine Behinderung des Gallenflusses. Ausnahmen sind lediglich Zustände, bei denen vermehrtes Knochenwachstum besteht, wie etwa während des Körperwachstums oder nach Knochenbrüchen. Auch bei einer vorliegenden Knochenerweichung (insbesondere im Alter) kann die alkalische Phosphatase ansteigen.

Gammaglobuline

Man hat lange daran gedacht, daß ein Anstieg der Immunglobuline im Blut Hinweis für einen chronischen im Lebergewebe ablaufenden Entzündungsprozeß ist. Es hat sich aber in den letzten Jahren gezeigt, daß dies nur teilweise richtig ist. Es wurde anfangs beschrieben, daß ein Zehntel unseres Lebergewebes, die sog. »Sternzellen«, eine Funktion im Rahmen der unspezifischen Infektabwehr besitzen. Sie können ihre Funktion nur dann regelrecht ausführen, wenn das gesamte Pfortaderblut die Leber durchströmt. Bei chronischen Lebererkrankungen – auch dies wurde anfangs erläutert – ist dies aber nicht immer der Fall, und Stoffe, die normalerweise abgefangen werden sollen, erreichen nun das Innere des Organismus. Hier tritt nun ein anderes Kontrollsystem in Aktion, nämlich eine vermehrte Bildung von Antikörpern durch Zellen des Lymphgewebes. Im Labor lassen sich diese Eiweißkörper durch eine elektrische Auftrennung des Gesamteiweißgehaltes des Blutes leicht erkennen. Sie werden als sog. *»Gammaglobuline«* bezeichnet. Ihr Anstieg ist daher ein Hinweis auf eine mangelhafte Leistung des unspezifischen immunologischen Abwehrsystems der Leber. Es gibt aber auch eine Reihe von Lebererkrankungen, bei denen unser körpereigenes Immunsystem aufgrund noch nicht bekannter Ursachen so stimuliert ist, daß es sich nicht nur gegen Fremderreger richtet, sondern auch gegen das eigene Lebergewebe. Der medizinische Sprachgebrauch bezeichnet solche Erkrankungen als *»Autoimmunerkrankungen«*. Diese lassen sich nicht durch erhöhte Gammaglobuline erkennen, sondern auch durch Bestimmung von Unterfraktionen dieser Eiweiße, die gegen Leberzellmembranen, Leberzellkerne oder andere Leberzellbestandteile gerichtet sind. Hier spiegelt sich eine moderne Entwicklung in der Leberdiagnostik wider. Bis noch vor wenigen Jahren standen nur weit ungenauere Testmöglichkeiten zur Verfügung, die heute überholt sind. Allerdings sind immunologische Spezialuntersuchungen kein Gegenstand eines Suchprogrammes. Hier reicht anfangs die Bestimmung der Gammaglobuline.

Gamma-GT

Zu den immunologischen Untersuchungen gehören auch solche, mit denen Viruspartikel oder gegen sie gerichtete Antikörper erkannt werden können. Diese Untersuchungen haben immer dann eine Bedeutung, wenn der Verdacht auf das Vorliegen einer virusbedingten Lebererkrankung gegeben ist. Ein Teil dieser diagnostischen Möglichkeiten solcher Tests ist fester Bestandteil der Testkombination für die Untersuchung des Blutes bei Verdacht auf Lebererkrankungen.

In ein solches Suchprogramm gehört aber ein weiterer Arbeitsstoff des Organismus, der in keine der vier bisher genannten Gruppen von Leberfunktionen einzuordnen ist. Es handelt sich hierbei um die sog. *»Gamma-Glutamyltransferase«*, ein Enzym, das im Stoffumsatz der Leberzelle Bedeutung hat. Untersuchungen der letzten Jahre haben gezeigt, daß dieser Arbeitsstoff bei fast allen Schädigungen der Leberzelle von dieser vermehrt produziert wird und damit auch vermehrt im Blut nachweisbar wird. Insbesondere bei zwei Erkrankungen tritt dies ein, bei einer Ausscheidungsstörung der Leber aufgrund von Gallengangserkrankungen und wenn sich die Leber vermehrt mit dem Abbau von Alkohol befassen muß. Die *Gamma-GT*, so lautet ihre Kurzbezeichnung, reagiert so empfindlich, daß schon geringfügige Normabweichungen im Gallenfluß mit ihr ebenso erkannt werden können wie ein Alkoholkonsum, der noch nicht unbedingt eine dauernde

Schädigung der Leber nach sich ziehen muß. Weitere Untersuchungen haben gezeigt, daß die Gamma-GT bei fast allen Lebererkrankungen als erhöht zu finden ist, weswegen daran gedacht wurde, diese Untersuchung als geeigneten Test zu nutzen, um generell eine Lebererkrankung zu erkennen. Hierüber ist noch nicht das letzte Wort gesprochen. Dennoch ist die Bestimmung der Gamma-GT Bestandteil sowohl im Suchprogramm auf Lebererkrankungen als auch von notwendig werdenden Kontrolluntersuchungen. Insbesondere aber ist die Gamma-GT ein guter Test, um zu prüfen, ob nach übermäßigem Alkoholgenuß der Erkrankte den Rat seines Arztes zur Abstinenz befolgt hat. Die Bewertung einer erhöhten Gamma-GT als immer durch Alkohol bedingt, ist ein diagnostischer Fehler. Wenn bei einem Betroffenen mit erhöhter Gamma-GT seine Aussage zu seinem Alkoholverzehr oder zu seiner Alkoholabstinenz den erhöhten Wert nicht erklärt, muß nach anderen Ursachen gesucht werden und primär der Aussage Glauben geschenkt werden. Die »Ertränkung« eines erhöhten Gamma-GT-Wertes allein in Alkohol hat schon manches Arzt-Patienten-Verhältnis nachhaltig zerrüttet.

Blutuntersuchungen sind ein nicht zu entbehrender Bestandteil im Rahmen der Erkennung von Lebererkrankungen. Nur in Ausnahmefällen sind sie geeignet, zusammen mit den Angaben des Patienten zu seinem Leiden und dem körperlichen Befund auch zu einer endgültigen Diagnose der Erkrankung zu führen. Erfahrungsgemäß ist dies nur möglich, wenn es um die Frage geht, ob eine *Virushepatitis* vorliegt oder nicht. Die Untersuchungen erlauben nicht, eine Aussage zu machen, ob die Erkrankung möglicherweise in ein chronisches Stadium übergeht oder sich bereits in einem solchen befindet. Sie erlauben auch keine sichere Aussage darüber, ob eine Gallenausscheidungsstörung Leberzell- oder Gallenweg-bedingt ist, geschweige denn zur Erkennung eines möglichen Abflußhindernisses. Insgesamt sind sie für die Erkennung von Lebererkrankungen richtungsweisend, aber nicht beweisend. Ihre Ergebnisse aber bestimmen, welche weiterführenden Untersuchungen notwendig werden.

Ultraschalluntersuchung der Leber

Die Untersuchung von Organen mittels *Ultraschall (Sonographie)* gehört zu den modernen Untersuchungstechniken der Medizin. Sie findet Anwendung bei Erkrankungen des Herzens und der Niere, aber auch bei Erkrankungen der Leber, der Gallenblase und der Bauchspeicheldrüse. Das Prinzip dieser Methode ist recht einfach. Schallwellen in einer Frequenz jenseits des hörbaren Bereiches werden von einem auf die Haut aufgelegten

Sender in das Körperinnere gesandt und, ähnlich wie Lichtstrahlen, an jeder auf ihrem Weg liegenden Grenzfläche reflektiert. Die reflektierten Strahlen werden nun durch einen Empfänger wieder aufgenommen und über eine komplizierte Elektronik auf einen Fernsehschirm übertragen. Aus der Intensität der Reflektion und auch aus der Zeit, die ein Ultraschallstrahl braucht, bis er wieder den Empfänger erreicht, kann die Elektronik berechnen, um welche Art von Grenzflächen es sich handelt und in welcher Tiefe diese liegen. Durch Verschieben des Senders auf der Haut kann der untersuchende Arzt langsam ein Bild des Körperinneren aufbauen. Diese Untersuchungstechnik ist am ehesten vergleichbar mit dem Echolot. Aus den gewonnenen Ultraschallbildern kann in der Leberdiagnostik die Größe des Organs bestimmt werden, es lassen sich Hinweise finden, ob es vermehrt mit Bindegewebe durchsetzt ist, ob die Gallengänge innerhalb der Leber erweitert sind und ob sich evtl. herdförmig Fremdgewebe gebildet hat. Bis zu einem gewissen Maße kann auch die Leberoberfläche beurteilt werden, insofern nämlich, als sie glatt oder gehöckert ist. Besonders eindrucksvoll lassen sich Gallensteine erkennen, da sie aufgrund ihrer Härte keine Ultraschallwellen passieren lassen, sondern alle auf sie auftreffenden Wellen wieder reflektieren. Daraus resultiert ein hinter ihnen liegender echofreier Bezirk, ähnlich dem Schweif eines Kometen. Bei der Besprechung der Diagnostik von Gallensteinen werden wir auf dieses Phänomen zurückkommen.

Die Ultraschalldiagnostik ist eine völlig ungefährliche Maßnahme. Sie wird meistens zu Beginn der Diagnostik von Lebererkrankungen eingesetzt und ist etwa bei mechanischen Gallenflußbehinderungen so aussagekräftig, daß weitere diagnostische Maßnahmen nicht mehr notwendig sind. Ihre Aussagekraft hat dazu geführt, daß in vielen Arztpraxen ein Ultraschallapparat zur Verfügung steht, zumindestens aber in allen Kliniken.

Nuklearmedizinische Untersuchungen

Auch in der Nuklearmedizin sind Untersuchungsmethoden entwickelt worden, die über die Beschaffenheit des Lebergewebes Auskunft geben können. Das Prinzip solcher Methoden besteht darin, daß radioaktiv markierte Substanzen in die Blutbahn eingespritzt werden. Diese Substanzen, wie z. B. Technetium, können partikelförmige Strukturen haben und werden – gemäß den oben beschriebenen Funktionen der Leber – von den Sternzellen aufgenommen. Wird nach einer gewissen Zeit die radioaktive Strahlung über der Leber gemessen und aufgezeichnet, ergibt sich ein Bild zur Größe der Leber und auch zur Frage, ob die Substanz sich über die Leber gleichmäßig verteilt hat, wie es im Normalfall sein sollte. Ist diese Verteilung ungleichmäßig, kann der nuklearmedizinisch tätige Arzt daraus Rückschlüsse ziehen, ob die Variation normal ist oder ob eine krankhafte Leberstruktur vorliegt. Eindeutige Aussagen allerdings, welcher Art solche Veränderungen sein können, erlauben die mit dieser Untersuchungsmethode gewonnenen Daten nicht. Spezielle Aufnahmetechniken und speziell verwendete von der Leberzelle aufgenommene und wieder ausgeschiedene radioaktiv markierte Substanzen erlauben dem Nuklearmediziner mittels der *»Sequenzscintigraphie«* Funktionsabläufe in der Leber zu beurteilen. Diese Untersuchung findet bei besonderen diagnostischen Problemen von Lebererkrankungen Anwendung oder bei Gallenwegserkrankungen, wenn eine Überempfindlichkeit gegen jodhaltige Röntgenkontrastmittel vorliegt.

Die in der Nuklearmedizin notwendigen radioaktiven Substanzmengen liegen weit unter dem Bereich der für den Menschen, insbesondere seine Keimzellen und sein Knochenmark schädigenden Dosis. Auch hält die Strahlung nicht lange an, so daß die Untersuchung völlig harmlos ist. Der Laie sollte sich durch die Radioaktivität der Testsubstanz daher nicht beunruhigen lassen.

Röntgenuntersuchungen – Computertomographie

Die moderne Entwicklung der Röntgenologie hat zur Leberdiagnostik die computergestützte Schichtuntersuchung (Computertomographie, Abk. »CT«) beigesteuert. Sie unterstützt und ergänzt die Ultraschalluntersuchung der Leber und gibt diagnostisch gut verwertbare Hinweise z. B. bei Fremdgewebe in der Leber und bei aufgestauten Gallenwegen u. U. auch Hinweise zur Ursache.

Kernspintomographie der Leber

Die Kernspintomographie mißt ohne ionisierende Strahlen die Magnetfeldresonanz des Lebergewebes und vermag mit gewissen methodischen Verfahren bei der Fragestellung im Fremdgewebe in der Leber auch eine Artzugehörigkeit zu beantworten. Es zeichnet sich ab, daß eine rechtzeitig angesetzte Kernspintomographie der Leber evtl. anders notwendige Untersuchungen überflüssig macht und bereits im Vorfeld der Fragestellung die Diagnostik beendet.

Leberpunktion und Leberspiegelung

Die bisher beschriebenen Untersuchungen, zusammen mit den von den Patienten beklagten Beschwerden und dem körperlichen Untersuchungsbefund, lassen in den meisten Fällen eine relativ zutreffende Verdachtsdiagnose stellen. In einigen Fällen erlauben die Untersuchungsergebnisse sogar eine endgültige Diagnose, womit weitere diagnostische Maßnahmen entfallen. Es gibt aber durchaus eine Reihe von Erkrankungen, bei denen der Arzt auf eine feingewebliche Untersuchung nicht verzichten kann. Diese feingewebliche Untersuchung des Lebergewebes ist die einzige Möglichkeit, um entzündliche Veränderungen im Lebergewebe zu erkennen, den Grad von Leberzelluntergängen festzustellen, zu ermitteln, inwieweit die Leberzellen verfettet sind und auch, ob und in welchem Ausmaß ein bindegewebiger Umbau im Lebergewebe vorliegt. In vielen Fällen von in der Leber festgestelltem Fremdgewebe bedarf es auch einer feingeweblichen Beurteilung. Sind solche Informationen für die endgültige Beurteilung der Lebererkrankung notwendig, wird der Arzt mit dem Patienten darüber sprechen, daß eine Gewinnung von Lebergewebe notwendig wird. Hierzu gibt es zwei Möglichkeiten. Entweder wird aus der Leber mit einer Nadel von außen nach einem Einstich durch die Haut Lebergewebe gewonnen (sog. *Leberpunktion*) oder die Leber wird durch Einführen eines optischen Gerätes durch die Bauchdecken vom untersuchenden Arzt direkt in Augenschein genommen und unter Sicht eine Gewebeprobe entnommen (*Bauchspiegelung mit gezielter Leberpunktion*). Die Entscheidung, welche dieser Untersuchungen am sinnvollsten ist, liegt nicht im Ermessen des Arztes oder wird durch den Patienten bestimmt, sondern ergibt sich aus der Verdachtsdiagnose. Es ist verständlich, daß der Betroffene vor solch einer Untersuchung ein gewisses Unbehagen hat. Allerdings, in geübter Hand sind diese Maßnahmen insgesamt ungefährlich. Was den Patienten dabei erwartet, soll im folgenden geschildert werden.

Perkutane Leberbiopsie

Das Prinzip der Leberpunktion wurde oben erwähnt. Eine spezielle Nadel von ca. 1,2 mm Durchmesser wird von außen in die Leber eingestochen und durch Sog mit einer Spritze Lebergewebe entnommen. Hierzu liegt der Patient entspannt in mehr oder weniger starker Linksseitenlage. Dort, wo die Leber an der unteren seitlichen Thoraxwand anliegt, wird durch den Arzt die Haut lokal betäubt und ein kleinerer Hautschnitt durchgeführt. Durch diesen wird dann die Punktionsnadel in die Leber eingestochen und das durch die Nadel ausgestanzte Gewebestück mit einer Spritze angesaugt. Damit ist der Eingriff beendet, die Einstichstelle wird mit einem Pflaster versorgt. Danach wird der Kranke aufgefordert, noch für 1–2 Stunden in rechter Seitenlage auf der Einstichstelle zu liegen, damit durch das Gewicht der Leber die Organwunde an die Bauchdecke gepreßt und somit verschlossen wird. Da diese Untersuchung, d. h. die Gewebsentnahme selber, nur Sekunden dauert, spricht man gelegentlich auch von einer Sekundenbiopsie. Gilt es die Frage zu klären, welche sich diffus in der Leber abspielende Veränderungen vorliegen, kann die Einstichstelle allein durch äußeres Beklopfen der Leber gewählt werden. Sollen herdförmige Leberveränderungen punktiert werden, kann mittels Ultraschall oder Computertomographie die Punktionsnadel geführt werden.

Nur in seltenen Fällen können Schmerzen auftreten, die sich häufig im Bereich der rechten Schulter bemerkbar machen. Die Gabe krampflösender Mittel behebt diese Beschwerden sofort.

Im allgemeinen verläuft diese Untersuchung komplikationsfrei, wobei natürlich bei keinem diagnostischen Eingriff absolute Risikofreiheit garantiert werden kann. Ist eine solche Untersuchung geplant, wird der Arzt diesen Umstand mit dem Patienten besprechen. Nur in ganz seltenen Fällen, etwa bei anhaltender Blutung von der kleinen Leberwunde, muß der Chirurg eingreifen. Aufgrund statistischer Zahlen ist mit 3–4 beherrschbaren Zwischenfällen auf 1000 Untersuchungen zu rechnen. Todesfälle sind bei einer richtigen Anwendung der Untersuchung und Durchführung notwendiger Vorkehrungen (z. B. Untersuchungen der Blutgerinnung) so gut wie nicht zu erwarten.

Die Leberblindpunktion wird immer dann vorgeschlagen werden, wenn Erkrankungen zur Debatte stehen, die vermutlich das Gesamtlebergewebe betreffen. Hierbei handelt es sich im wesentlichen um Leberentzündungen und evtl. um eine Fettleber. Stehen dagegen fortgeschrittene chronische Lebererkrankungen zur Debatte, die mit einer vermehrten bindegewebigen Umwandlung des Organs einhergehen, oder Lebererkrankungen, die das Organ nur herdweise betreffen, so wird eine Leberblindpunktion nicht immer für die Erkrankung charakteristisches Gewebe erbringen. Aus diesen Gründen wird dann eine Leberspiegelung und die Gewebeentnahme unter Sicht vorgeschlagen.

Leberspiegelung (Laparoskopie)

Es steht außer Zweifel, daß dem Arzt bewußt ist, eine für den Patienten etwas belastendere Untersuchung vorzuschlagen, wenn er glaubt, eine Leberspiegelung zur Erkennung der Erkrankung empfehlen zu sollen. Dies geschieht letztlich im Interesse des Erkrankten, damit die ärztliche Beratung und die notwendige Behandlung auf sicheren Tatsachen beruht. Eine *Laparoskopie* wird immer dann angezeigt sein, wenn nicht allein das Ergebnis einer feingeweblichen Untersuchung Aufschluß über die Lebererkrankung erwarten läßt, sondern zusätzlich auch noch durch direkten Augenschein der Zustand des erkrankten Organs beurteilt werden muß.

Die technische Durchführung der Untersuchung ist einfach, bereitet kaum Schmerzen und dauert knapp 1/2 Stunde. Allerdings ist ein gewisses Unbehagen für den Patienten unvermeidlich, auch wenn er durch Medikamente in einen Dämmerschlaf versetzt wird.

Unter örtlicher Betäubung wird zunächst durch eine vorsichtig eingeführte dünne Nadel Lachgas in den Bauchraum eingeblasen, so daß die vordere Bauchwand sich von den Eingeweiden abhebt. Dadurch entsteht ein luftgefüllter Hohlraum, der die Beseitigung der Baucheingeweide durch ein optisches Instrument ermöglicht. Dieses Instrument besteht aus einem 20 cm langen, bleistiftdünnen Rohr, das ähnlich wie ein Fernrohr konstruiert ist. Um das Innere der Bauchhöhle zu erhellen, befinden sich in diesem Instrument, dem Laparoskop, Bündel von Glasfasern, die Licht von einer außerhalb aufgestellten Lichtquelle in den Bauch einleiten. Die Lichtverhältnisse sind so einwandfrei, daß ohne weiteres auch Photographien zu gewinnen sind. Mit dieser Technik kann der Arzt nicht nur die Leber einsehen, sondern auch die Gallenblase, die Milz und Teile des Darmes. Mit einem speziellen Instrumentarium ist es ihm dann möglich, unter Sicht, gezielt also, Lebergewebe zu entnehmen aus Bezirken, die krankhaft verändert erscheinen. Infolge der Sichtmöglichkeit kann auch kontrolliert werden, ob die Gewebsentnahme zu Blutungen geführt hat oder nicht. Sind Blutungen aufgetreten, besteht die Möglichkeit, diese »vor Ort« zu stillen. Damit ist die Bauchspiegelung, zusammen mit einer gezielten Gewebeentnahme, eine wesentlich umfassendere Untersuchung als die oben geschilderte Leberblindpunktion. Sie erlaubt, in kurzer Zeit das wahre Ausmaß einer Lebererkrankung zu erkennen oder auch vorher geäußerte Verdachtsmomente auszuräumen.

Das subjektive Befinden des Patienten während einer Bauchspiegelung ist im wesentlichen geprägt durch die Gasansammlung in der Bauchhöhle. Er kann dabei Empfindungen haben, die mit dem Völlegefühl nach einer überreichen Mahlzeit vergleichbar sind. Auch kann es infolge der Zwerchfellreizung gelegentlich zu leichteren, in die Schultern ausstrahlenden Schmerzen kommen. Werden diese Beschwerden zu unangenehm, können sie durch eine Injektion schlagartig beseitigt werden.

Normalerweise wird die Laparoskopie im Krankenhaus vorgenommen. Es gibt aber auch in der Methode geübte Ärzte, die diese Untersuchung im Rahmen ihrer Praxis als niedergelassener Spezialarzt durchführen. Jeder Untersucher wird alle Möglichkeiten nutzen, etwaige Komplikationen auszuschließen. Dennoch sind unvorhersehbare Zwischenfälle möglich. Die Statistik spricht auch hier von wenigen auf 10 000 Untersuchungen. Verantwortlich für solche Komplikationen sind meistens unvorhersehbare Blutungen aus verletzten Gefäßen, die nur durch einen Chirurgen gestillt werden können. In jedem Fall wird durch den Arzt eine sorgfältige Nachsorge durchgeführt werden.

Wenn gefragt wird, ob Leberpunktion und Bauchspiegelung unbedingt notwendig sind, so sei an dieser Stelle gesagt, daß letztlich ihre zuverlässige Aussage die Wertigkeit anderer, nicht eingreifender Untersuchungen übertrifft. Dadurch sind diese Untersuchungen auch geeignet, dem Patienten Zweifel und Ungewißheit über die Art seiner Erkrankung zu nehmen. Schon vielen Kranken wurde durch die Gewißheit, welches Stadium ihres Leberleidens vorliegt, eine positive Einstellung zum Leben ermöglicht, als ein nur vage geäußerter Verdacht es erlaubt hätte.

Spezialuntersuchungen

Mit den in den vorangegangenen Abschnitten besprochenen Untersuchungsmethoden lassen sich erfahrungsgemäß fast alle Lebererkrankungen erkennen. Auf diesen Erkenntnissen baut sich eine entsprechende Therapie auf mit dem Ziel, die Erkrankung zu heilen oder ihr weiteres Fortschreiten zu verhindern. In wenigen Fällen kann es notwendig werden, Spezialuntersuchungen anwenden zu müssen. Es würde den Rahmen dieses Ratgebers sprengen, wenn alle solche möglichen weiteren Untersuchungen in Einzelheiten geschildert werden sollten. Meist wird vor solchen Untersuchungen ein ausgiebiges ärztliches Gespräch mit dem Erkrankten stattfinden, damit er versteht, ob etwa eine direkte Blutdruckmessung im Pfortaderkreislaufsystem notwendig wird oder etwa auch eine röntgenologische Darstellung des Gefäßsystems seiner Leber mittels Katheterdiagnostik. Andere Untersuchungen mögen notwendig sein, um abzuschätzen, welches Risiko ein Patient eingeht, wenn er sich zu einer chirurgischen Behandlung entschließt. Hier entscheidet meist der Einzelfall, generelle Ratschläge lassen sich kaum formulieren.

In solchen Situationen wird aber der Ratsuchende immer einem kenntnisreichen Arzt gegenübersitzen, der aus seiner Sachkunde heraus das Problem der zur Debatte stehenden Erkrankung erläutert und situativ zu weiteren Maßnahmen bei speziell geschulten Kollegen rät.

Erkrankungen der Leber

Leberkrankheiten sind in jedem Fall ernst zu nehmen, weil die Störung der Leber schwere Rückwirkungen auf den gesamten Organismus hat und manche akute Erkrankung in chronische Formen übergehen kann. Die Gefahr der *chronischen Leberentzündung (chronische Hepatitis)* besteht nicht nur in dem Zugrundegehen von Leberzellen, sondern mehr noch in der Entwicklung von bindegewebsartigen Elementen, welche die Leberzelle langsam fortschreitend bedrohen. Das Endstadium dieser Entwicklung ist die *Schrumpfleber (Zirrhose)*, bei der der Gesamtorganismus so stark in Mitleidenschaft gezogen wird, daß seine Leistungsfähigkeit sehr eingeengt ist. Die Lebenshaltung bei solchen Krankheiten erfordert daher stärkere Einschränkungen. Wichtige Aufgabe für Arzt und Patient ist es, alles zu tun, um die Entwicklung einer chronischen Leberentzündung aus der akuten zu unterbinden und bei bereits vorliegender chronischer Form die Weiterentwicklung zur Zirrhose aufzuhalten.

Zahlenmäßig bedeutender als die Zirrhose sind ihre Vorstufen. Sie sind wichtig, da bei einem großen Teil dieser Vorstadien durch entsprechende Maßnahmen dem Verlauf eine günstigere Richtung gegeben werden kann. Bei manchen dieser Fälle ist sogar eine Heilung möglich. Voraussetzung allerdings ist, daß alle Erkenntnisse der modernen Leberforschung eingesetzt werden und daß vor allen Dingen der Kranke mit Energie und Ausdauer die ärztlichen Bemühungen unterstützt.

Vorbeugen ist immer besser als heilen.

Deshalb muß unsere Aufmerksamkeit auf die Erkrankung und Behandlung der Vorstufen einer Leberzirrhose konzentriert werden. Das geht nicht ohne Einsicht und Mitarbeit des Kranken. Wenn er über das Wesen seiner Erkrankung orientiert ist, kann er leichter mithelfen, als wenn er die Gefahren nicht kennt.

Akute Hepatitis (Leberentzündung)

Der Begriff Hepatitis bedeutet im allgemeinen, daß sich in der Leber eine entzündliche Reaktion abspielt. Im landläufigen Sinne wird unter dem Begriff die *infektiöse, virusbedingte Hepatitis* verstanden. Wir wissen heute, daß unter Virushepatitis verschiedene Infektionen zu verstehen sind, die sich durch ihren Ansteckungsweg, der Zeit zwischen Ansteckung und Erkrankung (Inkubationszeit) und ihrer Neigung zu Folgekrankheiten unterscheiden. Die Erkrankung selbst dagegen ist meistens bei den einzelnen Hepatitisformen nicht unterschiedlich. Aus Ergebnissen der Virusforschung und Untersuchungen zum unterschiedlichen Verhalten von Antikörpern sowie durch Ausschlußuntersuchungen können wir heute mindestens 4 unterschiedliche Hepatitisformen unterscheiden. Sie werden bezeichnet als Hepatitis A, Hepatitis B, Delta-Hepatitis und Hepatitis Nicht-A-nicht-B.

Hepatitis A

Unter Hepatitis A verstehen wir heute die *epidemische Virushepatitis*. Sie ist weltweit sicherlich die häufigste Form, und viele Menschen haben sie durchgemacht, ohne daß ihnen mehr als eine Erinnerung daran zurückgeblieben ist. Andere wiederum haben sich mit dem Virus auseinandergesetzt, ohne es je verspürt zu haben. Mittels spezieller mikroskopischer Techniken gelang es Anfang der 70er Jahre, das Hepatitis-A-Virus sichtbar zu machen. Es handelt sich um ein sehr kleines kubisches Gebilde, dessen natürlicher Wirt der Mensch ist. Die Inkubationszeit beträgt zwischen 14 und 40 Tagen. Der häufigste Übertragungsweg von Mensch zu Mensch ist die Schmierinfektion. Am häufigsten erkranken Kinder oder junge Erwachsene, die dann nach Überstehen der Erkrankung zeitlebens gegen diese Infektion gefeit sind. Mit zunehmendem Lebensalter nimmt daher der Grad der Verseuchung der Bevölkerung zu, und jenseits des 60. Lebensjahres dürfte nahezu jeder die Erkrankung durchgemacht haben. Allerdings wird in den industrialisierten Ländern die Virushepatitis A seltener, so daß auch der Durchseuchungsgrad der Bevölkerung während des jugendlichen Alters abnimmt. Anders ist dies in den weniger entwickelten Ländern, wo die Virushepatitis A immer noch endemisch ist. Dies gilt besonders für die Mittelmeerländer. Für manche Reisende in diese Gebiete ist die Hepatitis-A-Infektion in unangenehmer Erinnerung.

Hat sich ein Patient mit dem Hepatitis-A-Virus infiziert, so beginnt er nach etwa 14 Tagen bis 3 Wochen das Virus mit dem Stuhl auszuscheiden.

In dieser Phase ist er für andere bereits infektiös, merkt selbst aber meist von seiner beginnenden Lebererkrankung noch nichts, denn diese tritt erst etwa eine weitere Woche später auf. Erstes Anzeichen ist ein Anstieg der Transaminasen. Mit Zunahme seiner dann folgenden Gelbsucht, des Ikterus, nimmt die Virusausscheidung im Stuhl ab oder hat bereits aufgehört. Obwohl ein Patient nun glaubt, für seine Umgebung ansteckend zu sein, ist er es nicht mehr unbedingt. Bei entsprechender Untersuchung lassen sich auch zu diesem Zeitpunkt schon Antikörper gegen das Virus in seinem Blut nachweisen. Die klinische Erkrankungsdauer an einer Hepatitis A ist im allgemeinen etwa 4–6 Wochen. Nur in wenigen Fällen dauert die Erkrankung etwas länger, manchmal 3–4 Monate. Sie heilt dann aber aus. Chronische Formen, wie wir sie noch bei der Hepatitis-B-Infektion kennenlernen werden, sind bei der Hepatitis A bisher noch nicht beobachtet worden.

Hepatitis B

Die heute Hepatitis B genannte Entzündung der Leber wurde früher als sog. *Serumhepatitis* bezeichnet, da man beobachtet hat, daß sie z. B. nach Blutübertragungen auftritt oder nach Verletzungen mit Injektionsnadeln, die zuvor bei einem Erkrankten verwendet wurden. Seit Mitte der 60er Jahre weiß man wesentlich mehr über diese Erkrankung. Zu diesem Zeitpunkt beobachteten amerikanische Forscher zum ersten Mal anläßlich einer immunologischen Untersuchung am Blut eines australischen Ureinwohners, einen Krankheitserreger, der mit Antikörpern von vormals an Hepatitis erkrankten Patienten reagierte. Für die kommenden Jahre wurde daher dieser Krankheitserreger als sog. *»Australia-Antigen«* bezeichnet. 5 Jahre später dann wurde der Erreger zum ersten Mal gesehen. Das Virus ist etwa doppelt so groß wie das der Hepatitis A und besteht aus einem Kern (engl. »core«) und einer ihn umschließenden Hülle (engl. als »surface« bezeichnet). Gegen beide dieser Bestandteile des Virus bildet der Organismus Antikörper. Da infektiöse Stoffe, die den Organismus zur Bildung von Antikörpern anregen, Antigene genannt werden, kennen wir ein Hepatitis-B-surface-Antigen (HBs-AG), ein Hepatitis-B-core-Antigen (HBc-AG) und die entsprechenden Antikörper (AK), wie HBs-AK und HBc-AK. Diese Kenntnisse zur Besonderheit des Erregers der ehemalig als Serumhepatitis bezeichneten Leberentzündung machen es nun möglich, die Natur dieser Erkrankung weiter zu erforschen. So fand sich dann, daß dieses Virus sich nicht allein im Blut von Erkrankten aufhält, sondern es in fast allen Körpersekreten zu finden ist, so u. a. im Speichel und in der Samenflüssigkeit des Mannes. Damit mußte auch von der ursprünglichen Annahme, daß die Erkrankung nur durch Blut übertragen werden kann, abgerückt werden. Die Hepatitis B zählt daher heute zu den auch durch engen Körperkontakt übertragbaren Infektionskrankheiten. Hierbei spielt der Intimkontakt eine sehr erhebliche Rolle. Der Hauptübertragungsweg aber ist immer noch der über infiziertes Blut. Dies erklärt deutlich, daß der am meisten gefährdete Personenkreis in medizinischen Berufen zu finden ist. Gefährdet können aber auch Patienten sein, bei denen Transfusionen mit nicht sorgfältig untersuchtem Blut vorgenommen wurden, und Personen, die in Lagern, Asylen und Kommunen leben. Einem hohen Gefährdungsgrad an Hepatitis B zu erkranken, setzen sich auch Drogenabhängige aus, die sich das Rauschmittel in die Vene geben und das Injektionsbesteck mit anderen Drogenabhängigen teilen. In der Gruppe der Drogenabhängigen ist das Hepatitisproblem ein erheblich hohes Risiko für die Gesundheit, abgesehen von dem Problem der erworbenen Immunschwäche AIDS.

Die Inkubationszeit für die Hepatitis B beträgt 40–200 Tage. Ursache für die unterschiedlichen Zeiten dürfte die Menge an infektiösem Material sein, das in den Organismus eingedrungen ist. Von dieser Menge hängt auch ab, wie stark sich die Erkrankung ausprägt. Ähnlich wie bei der Hepatitis A lassen sich bei der Hepatitis B Viruspartikel bereits Wochen vor dem eigentlichen Ausbruch der Erkrankung nachweisen. Auch die Hepatitis B heilt in den meisten Fällen folgenlos aus. Wir wissen aber, daß etwa 10–15% der Erkrankungen in ein chronisches Stadium übergehen. Bemerkenswert ist, daß um so seltener chronische Verläufe zu beobachten sind, je stärker der Ikterus ausgeprägt war.

Delta-Hepatitis

Die Delta-Hepatitis befällt nur Patienten, die bereits mit dem Hepatitis-B-Virus infiziert sind, denn das Delta-Virus benötigt zur eigenen vermehrungsfähigen Vollständigkeit die Hüllsubstanz des Hepatitis-B-Virus. Man denkt an eine Delta-Virus-Infektion bei Hepatitis-B-Infizierten, wenn bei ihnen ein erneuter Hepatitisschub auftritt oder die Hepatitis einen bedrohlichen Verlauf nimmt (sog. fulminante Verlaufsform). Die Erkrankung ist seit 1977 bekannt, aber mit einem Test erst seit 1980 zu diagnostizieren. Die Delta-Virus-Infektion ist weltweit beobachtet worden, spielt bei uns unter den Hepatitis-B-Infizierten gesamt gesehen aber aus klinischer Sicht keine hervortretende Rolle.

Hepatitis Nicht-A-nicht-B

Bedingt durch die Tatsache, daß in den letzten Jahren mittels immunologischer Methoden die Hepatitis A und die Hepatitis B genau erforscht werden konnten, fand sich nun im folgenden auch eine Erkrankung, die weder Zeichen der einen noch der anderen Infektion aufwies. Anfänglich bezeichnete man diese Form der Hepatitis als Hepatitis C, stellte aber bald fest, daß es sich dabei nicht um ein einheitliches Krankheitsbild handelte. Um keine irgendwie gearteten Präjudizien zu schaffen, bezeichnete man schließlich alle solche Hepatitiserkrankungen als Nicht-A-nicht-B-Hepatitis (NANB-Hepatitis), bei denen keine Hinweise für Hepatitis A oder Hepatitis B zu finden waren. Es soll zum Ausdruck gebracht werden, daß möglicherweise noch andere Viren für diese Erkrankung verantwortlich sind. Ein allgemein zu nutzender Erregernachweis ist zur Zeit noch nicht verfügbar, obwohl sich bereits in der wissenschaftlichen Diskussion um die Art der Erkrankung Hinweise finden, die den Erreger – oder Teile von ihm – im Blut, im Lebergewebe und im Stuhl vermuten lassen. Somit wird aus immunologischer Sicht die Diagnose der NANB-Hepatitis noch durch Ausschluß anderer, bekannter Hepatitisinfektionen erstellt.

Aus klinischer Sicht allerdings hat die Erkrankung Besonderheiten, die sie von der Hepatitis A und B abgrenzen. Sie verläuft in Schüben, die sich gemäß neueren Beobachtungen an Patienten und gemäß den in der Literatur niedergelegten Verläufen nach Übertragungsversuchen auf Schimpansen in einer zeitlichen Rhythmik von zwischen 20–30 Tagen wiederholen. Dabei kommt es besonders zu Anstiegen der SGPT und der Gamma-GT. Aus eigener ärztlicher Erfahrung birgt diese Art der Infektion besonders bei langen Verläufen von mehr als 4 Monaten die Gefahr, bei dem Träger der Infektion fälschlicherweise eine alkoholische Leberschädigung zu diagnostizieren.

Als Übertragungsweg der Nicht-A-nicht-B-Hepatitis gilt die Schmierinfektion und die Gabe von Blut und Blutprodukten. Aus nicht geklärtem Grund infizieren sich aber auch Patienten im Krankenhaus, ohne daß sie Blut oder Blutprodukte erhalten haben. In den USA wurde das Wort »hospital accquired hepatitis«, also im Krankenhaus erworbene Hepatitis geprägt. Bei den nach Bluttransfusionen auftretenden Formen der Hepatitis kann heute davon ausgegangen werden, daß zwischen 95 und 100% vom Typ der Nicht-A-nicht-B-Hepatitis sind. Fehlende Nachweismethoden erschweren es den Blutbanken trotz sorgfältiger Spenderauswahl die Spender zu erkennen, die den Erreger tragen und somit übertragen können.

Die Inkubationszeit wird angegeben zwischen 10 und 200 Tagen. Da der erste Schub der Erkrankung aber nicht so heftig ist, daß der Erkrankte ihn auch bemerkt, liegen derzeit verläßliche Daten zur Inkubationszeit noch nicht vor.

Periodisch auftretende Müdigkeit verbunden mit Schmerzen im rechten Oberbauch und breiige bis durchfällige Stühle und in Abständen sich wiederholende krankhafte Blutwerte können dem Arzt Hinweise auf das Vorliegen dieser besonderen Infektionserkrankung geben.

Chronische Verläufe der Infektion sind in ihrer Häufigkeit etwas höher als bei Hepatitis B zu finden. Sie bedeuten aber nicht unbedingt fortschreitenden Umbau der Leber zur Zirrhose. Nicht selten findet sich auch nach Jahren lediglich eine entzündliche Reaktion der Leber.

Will man Vergleiche ziehen, ob die NANB-Hepatitis mehr der Hepatitis A oder der Hepatitis B gleicht, so wird man bei der Beobachtung der langen Verläufe von 160 Tagen und mehr aus klinischer Sicht eher an die Hepatitis B denken, folgt man aber neueren wissenschaftlichen Beobachtungen, so ergeben sich Vergleiche zur Hepatitis A mit ihrem Erregernachweis im Stuhl und die Schmierinfektion.

Krankheitsverlauf und chronische Hepatitis

Obwohl unterschiedliche Erreger für die Virushepatitis verantwortlich sind, so ist doch das Krankheitsbild der 3 Formen relativ gleich. Gewöhnlich werden 2 Stadien durchlaufen. Im 1. Stadium bemerken die Erkrankten noch nicht, daß sie an einer Leberentzündung erkrankt sind. In dieser Zeit fühlen sich die Patienten körperlich schwach und die Leistungsfähigkeit ist eingeschränkt. Es folgen dann Beschwerden, die auch bei einer Grippe auftreten, wie etwa Fieber, Kopfschmerzen. Es können sich dann Symptome entwickeln, die an eine Darminfektion erinnern, wie Übelkeit, Appetitlosigkeit und Durchfälle. Häufig treten Schmerzen in den Gelenken und in den Muskeln auf. Dieser Beschwerdekomplex dauert etwa 1 Woche, ehe die eigentliche Lebererkrankung deutlich wird. Diese wird dann erkannt am Anstieg der Transaminasen und am Auftreten einer Gelbsucht. Hierbei gibt es nun recht unterschiedliche Verlaufsformen. Bei einigen sind nur die Transaminasen erhöht, bei anderen entwickelt sich ein Ikterus mit Laborwerten, die an einen Gallengangsverschluß erinnern.

Bevor die heute üblichen Bluttests entwickelt wurden, war es nicht immer ganz einfach, die Erkrankung zu erkennen. Vielfach gelang dies nur durch feingewebliche Untersuchung des Lebergewebes. Heute dagegen wird diese selten notwendig. In den meisten Fällen läßt sich durch Erregernachweis und andere Bluttests die Natur der Erkrankung aufdecken.

So relativ gutartig die Erkrankung auch ist, für einen nicht geringen Teil der Erkrankten bedeutet sie doch immer eine gewisse Bedrohung. Diesen Erkrankten sei aber gesagt, daß die akute Leberentzündung ein natürlicher Vorgang ist, mit dem sich der Körper des Eindringlings entledigt. Freilich gehen dabei Leberzellen zugrunde, aber die Wiederbildungsrate von Leberzellen ist so hoch, daß dies insgesamt nicht gefährlich ist. Nur in Ausnahmefällen kann der Entzündungsvorgang so überschießend verlaufen, daß sich der Verlust des Organgewebes auf den gesamten Körper auswirkt. Es sind dies die seltenen Verläufe, die als fulminante Hepatitis bezeichnet werden. Da der betreuende Arzt um die Möglichkeit weiß, wird er durch regelmäßige Kontrollen der Blutwerte versuchen, die Entwicklung dieser Komplikation frühzeitig zu erkennen. Durch intensive Behandlungsmaßnahmen wird dann versucht werden, einen lebensgefährlichen Krankheitsverlauf zu verhindern. Vielleicht sind es diese Behandlungsmaßnahmen, die dazu geführt haben, daß heutzutage solche tödlichen Ausgänge der akuten Leberentzündung in den zivilisierten Ländern zur Rarität gehören.

Damit haben wir schon einen Blick auf die *Behandlungsmöglichkeiten* geworfen. Noch kennen wir kein Medikament, das in der Lage wäre, die verschiedenen Hepatitisviren im Körper abzutöten und somit die Erkrankung medikamentös zu heilen. Wir haben auch noch keine Medikamente, die verhindern, daß Leberzellen zugrunde gehen. Es fragt sich auch, ob dies unbedingt notwendig ist, da wir ja gesehen haben, daß die akute Hepatitis für den Organismus notwendig ist, um sich von dem eingedrungenen Virus zu befreien. Somit kann die gesamte Behandlung also nur symptomatisch sein. Früher hatte man geglaubt, unbedingte *Bettruhe* sei eine gute Empfehlung, um so zu einer baldigen Ausheilung der Erkrankung beizutragen. Dies hat sich als nicht richtig erwiesen. Solange sich der Patient körperlich noch schlecht fühlt, wird er von alleine Bettruhe einhalten. Mit zunehmender körperlicher Besserung, auch wenn noch ein Ikterus besteht, muß er nicht durch ärztliche Verordnung zur Bettruhe gezwungen werden. Auch hinsichtlich der *Diät* haben sich die modernen Ansichten geändert. In den ersten Phasen der Erkrankung besteht meist Appetitlosigkeit. Es ist nicht notwendig, daß hier eine entsprechende Diät eingehalten werden muß. Notwendig allerdings ist, für eine *ausreichende Flüssigkeitszufuhr* zu sorgen. Manchmal, wenn Erbrechen und Durchfälle bestehen, kann eine intravenöse Flüssigkeitszufuhr erforderlich sein. Später dann, wenn sich die Appetitlosigkeit legt, kann der Patient die Speisen essen, die er verträgt. Es gibt keine Hinweise dafür, daß irgendwelche Nahrungsmittel sich schädlich auf den Heilungsprozeß auswirken. Nur solche Dinge müssen vermieden werden, von denen man weiß, daß sie die Leber auch in gesunden Tagen schädigen können, und zu diesen *gehört vor allem Alkohol.*

Die ärztliche Behandlung von Patienten mit akuter Hepatitis ist daher im wesentlichen eine beobachtende Betreuung. Somit wird auch verständlich werden, daß der behandelnde Arzt keinen größeren Therapieplan aufstellen wird. Der Erkrankte sollte sich immer bewußt sein, daß die akute Hepatitis im wesentlichen eine gutartige Erkrankung ist.

Da es sich bei der Hepatitis um eine Infektionskrankheit handelt, wird allerdings häufig eine Isolierung angestrebt werden, d. h. eine Behandlung im Krankenhaus auf einer entsprechend eingerichteten Station. Dies hat natürlich nur dann Sinn, wenn auch der Patient als infektiös anzusehen ist. Wir hatten zu Beginn bei der Besprechung der Hepatitis A gesehen, daß sich die Krankheit als Leberentzündung meist erst dann manifestiert, wenn die Phase der Infektiosität im Abklingen ist. Hier wird daher von Fall zu Fall zu entscheiden sein, ob eine Isolierung notwendig wird. Bei der Hepatitis B dagegen kann man allein aufgrund des Krankheitsstadiums nicht immer sagen, ob eine Infektiosität noch vorliegt oder nicht. Hier entscheiden Untersuchungen über die Antikörperbildung oder zum direkten Nachweis von im Blut zirkulierenden Erregern des jeweiligen Patienten, inwieweit noch Infektiosität gegeben ist. Eine Krankenhausbehandlung wird aber immer dann erforderlich sein, solange noch deutlich erhöhte Transaminasen meßbar sind. Sind sie dagegen nur noch mäßig erhöht und zeigen im Verlauf eine deutliche Normalisierungstendenz, so kann der Erkrankte auch wieder nach Hause entlassen werden, obwohl er noch nicht ganz normalisierte Leberwerte zeigt.

In seltenen Fällen zeigen sich leicht erhöhte Transaminasen über einen Zeitraum von mehreren Monaten nach Ausbruch der Erkrankung. Klingen diese Entzündungszeichen vor Ablauf von 3 Monaten ab, spricht man von einer protrahiert verlaufenden Hepatitis. Es handelt sich hierbei lediglich um eine verzögert, aber folgenlos ausheilende Verlaufsform der akuten Hepatitis. Besteht die Erkrankung über diesen Zeitpunkt hinaus fort, wird man von einer chronischen Hepatitis sprechen müssen. Hier gibt es hinsichtlich Krankheitswert und Folgen unterschiedliche Verläufe, die in einem späteren Kapitel gesondert behandelt werden.

Nicht generell zu entscheiden ist, wann eine *Arbeitsfähigkeit* für den Patienten wieder gegeben ist. Es ist ein bisher noch nicht geklärtes Phänomen, daß nach durchgemachter akuter Hepatitis sich die allgemeine

Belastbarkeit noch für längere Zeit in Grenzen hält und die Patienten häufig über eine rasch eintretende Ermüdung klagen. Hier müssen Entscheidungen nach Lage der Dinge getroffen werden, ein allgemein gültiges Rezept besteht nicht. Fühlt sich ein Patient auch nach kurzer Rekonvaleszenz wieder in der Lage, seinem Beruf und seinen täglichen Aufgaben nachzugehen, spricht nichts dagegen, ihn gesund zu schreiben.

Impfmöglichkeiten gegen Hepatitis

Da es sich bei allen diesen Hepatitisformen um eine Infektionserkrankung handelt, liegt es nahe, nach Impfmöglichkeiten zu fragen. Grundsätzlich unterscheiden wir bei einer Impfung eine aktive und eine passive Immunisierung. Bei der *aktiven Immunisierung* wird der abgetötete Erreger in den Organismus eingebracht, der so zur Bildung eigener Antikörper angeregt wird. Die Herstellung eines solchen Impfstoffes setzt aber voraus, daß es Möglichkeiten gibt, den Infektionserreger auch in einer Kultur zu züchten. Da für die Hepatitis A aber nur der Mensch ein geeigneter Wirtsorganismus ist, und das Hepatitis-A-Virus nicht in üblichen Kulturböden anwächst, war eine aktive Immunisierung gegen das Hepatitis-A-Virus noch nicht möglich. Neue, sich in den letzten Jahren erst ergebene wissenschaftliche Ergebnisse haben aber zu Möglichkeiten verholfen, das Hepatitis-A-Virus zu züchten und damit die Grundlage gegeben, einen Impfstoff für eine aktive Impfung zu entwickeln. Es gibt derzeit auch Mitteilungen über gelungene Impferfolge, nur wird es noch eine Zeit benötigen, bis die Herstellungsverfahren so leistungsfähig sind, daß mit einer allgemeinen Verträglichkeit zu rechnen ist. Es bleibt daher für diese Form der Hepatitis nur die sog. passive Immunisierung. Hierbei werden Seren von Patienten, die eine Hepatitis-A-Infektion durchgemacht haben und einen hohen Gehalt von Antikörpern besitzen, in den zu schützenden Organismus eingebracht. Dieser Schutz dauert natürlich nur solange, wie diese von fremden Personen gebildeten Antikörper in genügender Menge im Organismus verbleiben. Der Schutz ist also nur für eine gewisse Zeit möglich. Gegenwärtig wird von folgenden Empfehlungen ausgegangen:

Bei für **Hepatitis A** empfänglichen Personen (ohne eigene Antikörper), die etwa eine Reise in Länder planen, in denen die Hepatitis A besonders häufig vorkommt, wird vor Reiseantritt eine passive Immunisierung durchgeführt. Bei längeren Aufenthalten in diesen Gebieten sollte in dreimonatigen Abständen die Impfung wiederholt werden. Eine passive Immunisierung sollte auch bei Personen durchgeführt werden, die einen engen Kontakt mit an Hepatitis A Erkrankten hatten, wie etwa Familienangehörige, oder wenn ein anderer enger Wohnkontakt bestand, etwa wie in Heimen oder Kindergärten. Die Lebensbedingungen sind hier ausschlaggebend. Deswegen gibt es auch keine generellen Richtlinien zur Immunprophylaxe bei einem Kontakt mit Hepatitis-A-Erkrankten, etwa am Arbeitsplatz. Zu einer prophylaktischen Immunisierung der Kontaktperson wird man sich nur dann entschließen, wenn die Hepatitis als kleine Epidemie aufgetreten ist.

Bei der **Hepatitis B** haben wir heute durch die Ergebnisse der virologischen Forschung und die Möglichkeiten der Gentechnologie eine Situation, die einen Infektionsschutz durch aktive und passive Impfung ermöglicht.

Aus den Ergebnissen virologischer und immunologischer Untersuchungen wurde bekannt, daß ein Schutz gegen eine Hepatitis-B-Infektion besteht, sobald ein Antikörper gegen die eiweißhaltige Hüllsubstanz des Hepatitis-B-Virus, dem sog. HB_s-Antigen (= Hepatitis-B-surface (= Oberfläche)-Antigen) im Blut vorhanden ist. Weitere Untersuchungen haben ergeben, daß die Übertragung alleine des Hüllproteins des Hepatitis-B-Virus keine Hepatitis auslöst, wohl aber Antikörper erzeugt, die zu einem Immunschutz gegen Hepatitis B führen. Auf dem Boden dieser Erkenntnis wurde aus menschlichem Blut, das HB_s-Antigen enthielt (sog. HB_sAg-positive Träger) dieser Virusbestandteil isoliert und gereinigt und zur Produktion eines aktiven Hepatitis-B-Impfstoffes verwendet. Es war dies der Hauptstoff der 1. Generation, gewonnen aus menschlichem Blut von Hepatitis-B-Virusträgern. Die Wahl des Ausgangsmaterials war insgesamt ungewöhnlich und führte trotz der Abwesenheit jeglicher Risiken der Übertragung von anderen Infektionen zu einer gewissen Zurückhaltung bei den für eine Impfung in Frage kommenden Personen. Die Entwicklung des Impfstoffes der 1. Generation fiel in eine Zeit, in der die Gentechnologie bereits Anwendungsmöglichkeiten zeigte, Sproßpilze und Bakterien genetisch so zu verändern, daß sie Eiweißsequenzen vom Typ des HB_s-Antigens im Überschuß produzieren. Es bedurfte nur des großtechnologischen Schrittes, dieses Produkt aufzufangen und für die Herstellung eines Impfstoffes aufzuarbeiten. Da dies nunmehr gelungen ist, verfügen wir gegen die Hepatitis B über einen gentechnologisch hergestellten Impfstoff der 2. Generation, der nicht mehr aus menschlichem Ausgangsmaterial gewonnen wird. Da die Eiweißzusammensetzung des HB_s-Ag bekannt ist, kann abgewartet werden, wann allein chemisch hergestellte Impfstoffe der sogenannten 3. Generation zur Verfügung stehen.

Ausgehend vom derzeitigen Standpunkt der aktiven Impfung gegen Hepatitis B werden Personen ohne entsprechenden Infektionsschutz bei gegebener oder zu erwartender Exposition für eine Hepatitis-B-Infektion mit gentechnologisch hergestelltem Impfstoff innerhalb von sechs Monaten dreimal geimpft: zum Tag 0 dem Beginn der Impfung, zum Tag 30 zur Erhöhung des Impfschutzes und 6 Monate nach Erstimpfung zum Erhalt des Impfschutzes. Nach Prüfung der Antikörperentwicklung durch einen Bluttest kann eine nachhaltige Injektion von Impfstoff notwendig werden. Fünf Jahre nach Erstimpfung muß eine Kontrolle des Impfschutzes erfolgen, eventuell bedarf es dann einer Auffrischimpfung. Die derzeit verwendeten Impfstoffe sind nahezu nebenwirkungsfrei und bei den meisten Empfängern von hohem Erfolg. Nur bei wenigen Impflingen ist die Schutzantwort ungenügend. Hier können Nachimpfungen außerhalb des Schemas notwendig werden. Nur in sehr seltenen Ausnahmen bleibt der Impferfolg ungenügend.

Für die aktive Impfung gegen Hepatitis B gelten gegenwärtig die Empfehlungen, alle Angehörigen von Risikogruppen zu impfen, das sind medizinisches und zahnmedizinisches Personal mit besonderer Injektionsgefährdung, Dialysepatienten, Patienten und Personal von psychiatrischen Anstalten, Kontaktpersonen zu Hepatitis-B-Infizierten, Personen mit häufig wechselndem Sexualpartner, Drogenabhängige und Reisende in Hepatitis-B-Endemiegebiete.

Wird ein passiver Immunschutz notwendig, d.h. ein Schutz vor Krankheit nach vermuteter Infektion durch geeigneten Kontakt mit einer an Hepatitis B infizierten Person stehen spezielle Immunglobulinfraktionen mit gegen Hepatitis B angereicherten Antikörpern zur Behandlung bereit, die bis zu 48 Stunden nach vermuteter Infektion einen Sofortimpfschutz ermöglichen.

Bei der Geburt von Kindern mit Hepatitis B infizierten Müttern wird eine aktive und passive Sofortimpfung des Neugeborenen angeraten, um eine Mutter-zu-Kind Übertragung der Hepatitis B zu verhindern.

Der Infektionsschutz gegen Hepatitis B aktiv Geimpfter kann durch quantitative Bestimmung der Antikörper gegen das Hepatitis-B-Oberflächenantigen abgeschützt werden. Eine solche Untersuchung sollte alle 2 Jahre nach Erstimpfung erfolgen. Eventuell wird eine Auffrischungsimpfung notwendig.

Hepatitis als Begleiterkrankung

Es gibt eine Reihe von Viren, die neben anderen Hauptmanifestationen auch zu einer zeitweiligen Entzündung der Leber führen. Am bekanntesten ist hierbei das *Pfeiffersche Drüsenfieber* und das *Gelbfieber*. Die Leberentzündung bei diesen Infektionserkrankungen steht aber nicht im Vordergrund und erfüllt somit nicht den Charakter einer eigenständigen Lebererkrankung. Es sei daher nur auf diese Formen hingewiesen, ohne im einzelnen darauf näher einzugehen.

Folgezustände nach akuter Hepatitis

Nachdem die wichtigsten Gesichtspunkte der unterschiedlichen Hepatitisinfektionen abgehandelt wurden, soll abschließend auf gewisse Folgezustände hingewiesen werden. Hierzu gehört vor allem die chronische Hepatitis, auf die im nächsten Kapitel ausführlicher eingegangen werden soll. Weiterhin muß erwähnt werden, daß in seltenen Fällen nach einer Hepatitis auch eine Normabweichung im Bilirubinstoffwechsel zurückbleiben kann. Diese besteht darin, daß die Leberzelle zwar wieder voll leistungsfähig geworden ist, aber eine gewisse Ausscheidungsschwäche für Gallenfarbstoffe zurückbehalten hat. Dies wird als sog. *»posthepatitische Hyperbilirubinämie«* bezeichnet. Das hervorstechende Merkmal dieser harmlosen Störung besteht darin, daß die Haut und das Augenweiß noch längere Zeit, wenn nicht für immer, etwas gelb bleiben, in wechselnder Intensität. Alle Laboratoriumsproben und auch die Ergebnisse der mikroskopischen Leberuntersuchung sind dabei völlig in Ordnung, nur der Ikterus erinnert an die überstandene Krankheit. Diese Menschen, die nicht mehr krank sind, werden von ihrer Umgebung häufig auf diesen Zustand angesprochen, so daß die Befürchtung genährt wird, sie könnten doch noch krank sein. Es muß aber betont werden, daß diese Befürchtungen unnötig sind und keine Bedenken gegen eine vollkommene Wiedereingliederung in das tägliche Leben bestehen. Der behandelnde Arzt allerdings wird im Interesse des Betroffenen Untersuchungen durchführen, die diesen Zustand beweisen. Hierzu eignet sich am besten eine Nahrungskarenz für 24 Stunden (Hungerversuch). Bei den Betroffenen steigt dann innerhalb dieser Frist der Bilirubinblutspiegel an.

Man ist sich noch nicht völlig klar, wieso dieser harmlose Zustand eintritt. Anzeichen allerdings bestehen dafür, daß derart Betroffene eine gewisse erbliche Schwäche im Bilirubinstoffwechsel haben, die durch eine durchgemachte Hepatitisinfektion verstärkt wird und dann erst zutage tritt. Die Betroffenen sind »mehr gelb als krank« und sollten diese Eigenart lediglich als Schönheitsfehler ansehen.

Etwa 1% unserer Bevölkerung ist einmal mit dem Hepatitis-B-Virus in Kontakt gekommen, ohne es völlig aus dem Körper zu entfernen.

Meistens ist der Kontakt mit dem Hepatitis-B-Virus ohne eine bemerkte Erkrankungsphase einhergegangen, und die Virusträgereigenschaft ist nur zufällig entdeckt worden. Ein Teil dieser Patienten hat bei einer feingeweblichen Untersuchung angedeutete Zeichen einer Virusinfektion. Insgesamt aber fühlen sie sich nicht krank, sie sind völlig leistungsfähig und brauchen auch keine Bedenken zu haben, daß ihre Leber irgendwie dauerhaft geschädigt ist. Sorgen aber werden diese Personen haben, daß sie die Erkrankung auf Familienmitglieder übertragen. Diese Sorgen sind verständlich. Sie sollten sich damit an ihren behandelnden Arzt wenden. Dieser wird untersuchen, inwieweit möglicherweise gefährdete Personen bereits einen ausreichenden Schutz gegen das Hepatitis-B-Virus haben, und er wird raten können, wie sich ein Hepatitis-B-Virusträger davor schützen kann, daß er den Krankheitserreger weiter überträgt. Hierbei ist die individuelle Situation entscheidend. Häufig wird es sinnvoll erscheinen, bei nicht bestehendem Immunschutz von Intimpartner und engen Familienangehörigen eine aktive Impfung zu veranlassen.

Alkoholische Hepatitis

Zu Beginn dieses Kapitels über Leberentzündung wurde gesagt, daß der Begriff Hepatitis ein allgemein formulierter ist und keine Aussagen zuläßt, welche Ursache diese Leberentzündung hat. Freilich ist der größte Teil bedingt durch Virusinfektionen. Es gibt aber auch eine Form der Hepatitis die sich entwickelt, wenn Alkohol in zu großen Mengen getrunken wird. Das klinische Krankheitsbild ist gelegentlich von dem einer Virusinfektion der Leber kaum zu unterscheiden. Diese Form der Hepatitis soll nur genannt werden, um zu zeigen, daß Leberentzündungen nicht unbedingt nur durch Viren hervorgerufen werden können, sondern auch durch auf die Leber einwirkende Gifte. Es soll daher dieses Krankheitsbild hier noch nicht näher beschrieben werden, sondern erst in dem Abschnitt, der sich mit der alkoholischen Leberschädigung befaßt.

Chronische Hepatitis

Der Begriff »chronische Hepatitis« besagt lediglich, daß in der Leber ein chronisch entzündlicher Prozeß abläuft. Es ist, ähnlich wie bei der akuten Hepatitis, ein Oberbegriff für Erkrankungen unterschiedlicher Ursache. Diese Erkenntnis ist allerdings erst gesichert worden durch wissenschaftliche Erforschung von Lebererkrankungen, die im letzten Jahrzehnt durchgeführt wurde. Beigetragen zu diesem besseren Verständnis des Krankheitsbildes haben sowohl die Untersuchungen zur Erforschung der Hepatitisviren, als auch die moderne immunologische Forschung. Das Krankheitsbild der chronischen Hepatitis ist damit ein Beispiel, welche praktischen Folgerungen sich aus der klinischen Forschung für die betroffenen Patienten ergeben können. Es sei an dieser Stelle auch gesagt, daß zu den Ergebnissen nicht nur die an wissenschaftlichen Fragestellungen beteiligten Ärzte beigetragen haben, sondern auch die Patienten, die durch ihre Mitarbeit erst ein Gelingen solcher Untersuchungen möglich machten. So wissen wir heute, daß es mindestens 6 unterschiedliche Formen der chronischen Hepatitis gibt, die sich mittels immunologischer und virologischer Untersuchungen zusammen mit der feingeweblichen Beurteilung einer Leberbiopsie unterscheiden lassen. Die Einstufung einer einmal festgestellten chronischen Hepatitis in diese Unterformen hat nicht nur akademisches Interesse, sondern praktische therapeutische Bedeutung, die mittlerweile einer großen Zahl von Erkrankten zugute gekommen sein dürfte. Wenn daher der Arzt den Verdacht auf eine chronische Hepatitis stellt, so wird er sich mit dieser Diagnose alleine nicht zufrieden geben, sondern dem Patienten empfehlen, sein Einverständnis zu weiteren Untersuchungen zu geben. Hierzu sollte sich der Erkrankte auch bereit erklären, denn das Ergebnis kann für ihn nur von Vorteil sein.

Die Entwicklung einer chronischen Hepatitis kann grundsätzlich bedingt sein durch eine weiterschwelende Infektion mit dem Hepatitis-B-Virus. Bei diesen Patienten ist daher auch der Test auf das Hepatitis-B-Oberflächenantigen (HBs-AG) positiv. Dem gegenüber steht eine große Gruppe von chronischen Hepatitiden, bei denen dieser Test negativ ausfällt. Es handelt sich dabei um die sog. HBs-AG-negativen chronischen Hepatitiden. In diese Gruppe fallen Erkrankungsformen, bei denen anzunehmen ist, daß eine sog. Nicht-A-nicht-B-Hepatitisinfektion weiterschwelt, aber auch solche Erkrankungen, bei denen keine Virusinfektion vorliegt. Bei letzteren Patienten besteht eine Überreaktion des körpereigenen Abwehrsystems, das sich aus bisher noch ungeklärter Ursache unglücklicherweise gegen die eigene Leber richtet. Als weitere Gruppe kennen wir heute chronische Hepatitiden, die ausgelöst werden durch Medikamente. Vor dem Hintergrund dieser generellen Bemerkungen sollen die einzelnen Formen der chronischen Hepatitis besprochen werden.

Chronische Hepatitis nach Hepatitis-B-Infektion

Bei der Besprechung der akuten Virushepatitis wurde erwähnt, daß sich der Organismus mittels der Leberentzündung von dem eingedrungenen Krankheitserreger befreit. An diesem Vorgang ist unser körpereigenes Abwehrsystem führend beteiligt. Die Hauptrolle spielen dabei besondere Unterformen der *Lymphozyten*, also Zellen, die im lymphatischen Teil des Organismus gebildet werden. Es wird derzeit angenommen, daß das Hepatitis-B-Virus zwar die Leberzelle infizieren kann, daß diese aber durch die Infektion keineswegs tödlich getroffen wird. Die Leberzelle allein vermag durchaus zusammen mit dem Virus zu leben. Das Virus hat damit einen idealen Wirt gefunden, kann sich weiter vermehren, kann neue Leberzellen seines Wirtes befallen und auch über den Infektionsweg auf andere Wirtsorganismen übergehen. Gegen eine solche ungehemmte Ausbreitung des Hepatitis-B-Virus wehrt sich der Wirtsorganismus dadurch, daß die Lymphozyten versuchen, alle Leberzellen abzutöten, in denen sich das Hepatitis-B-Virus ausgebreitet hat. Damit wird auch dem Virus der Lebensraum genommen und es stirbt ab. Vollbringen die Lymphozyten diese Aufgabe erfolgreich, so erkrankt der Organismus zwar an einer Hepatitis, entledigt sich aber damit der Infektion. Sind die Lymphozyten jedoch nicht kräftig genug, diesen Virusbefall zu beherrschen, so resultiert ein mehr oder weniger starkes Gleichgewicht zwischen Virusinfektion und immunologischer Abwehr. Ist die Abwehr schwach, wird der Entzündungsprozeß gering sein, nur wenige Leberzellen werden zugrunde gehen, die feingeweblich sichtbare Entzündung kann über Jahre bestehen, ohne daß für die Leber ernsthafte Schäden sich entwickeln. Diese Form der Hepatitis wird daher auch als *chronisch-persistierende Hepatitis* bezeichnet. Der Patient lebt also, ohne selbst ernsteren Schaden zu erleiden, mit dem Virus.

Denkbar nun ist es auch, daß die immunologische Antwort des Organismus auf die Hepatitis-B-Infektion etwas stärker abläuft, als es im Falle einer chronisch-persistierenden Hepatitis der Fall ist, aber doch nicht so stark, wie es bei der akuten Infektion der Fall ist. In diesen Fällen wird daher die Körperabwehr etwas stärker sein, und mehr Hepatitis B infizierte Leberzellen gehen zugrunde. Ein solcher Prozeß erscheint zwar aktiv, er ist aber nicht akut. Unglücklicherweise kann in diesen Fällen das Zellsystem des Leberstützgewebes ebenfalls aktiviert werden, und es bildet sich eine vermehrte bindegewebliche Durchsetzung des Lebergewebes aus. In solchen Fällen sprechen wir von einer *chronisch-aktiven Hepatitis*.

Gemäß unseres derzeitigen Wissens bestimmt also der Organismus aufgrund seiner Reaktionsbereitschaft, wie er auf das Eindringen des

Hepatitis-B-Virus reagiert. Möglicherweise ist diese Reaktion erblich vorgegeben.

Durchdenkt man diese in ihren Einzelheiten noch nicht in Gänze erwiesene Vorstellung, so würde dies bedeuten, daß das Abwehrsystem eines behandlungsbedingten Anstoßes bedarf, um ordnungsgemäß zu funktionieren. Im medizinischen Sprachgebrauch wird eine solche Therapie als Immunstimulation bezeichnet. Obwohl sich das Problem zu erkennen gibt, stehen uns allerdings derzeit noch keine entsprechenden Behandlungsmöglichkeiten zur Verfügung. Das einzige, was zu tun bleibt ist, die Bindegewebsentwicklung zu behindern, die aus der entzündlichen Reaktion zu erklären ist. Obwohl es nach dem oben Gesagten widersinnig erscheint, werden Kortisonabkömmlinge eingesetzt, um die Entzündung hintanzuhalten (sog. unspezifisches Immunsuppressivum). Hiermit kann zwar erreicht werden, die Entwicklung einer Zirrhose zu verhindern, es wird aber in Kauf genommen, daß die Hepatitis-B-Infektion weiter in dem betroffenen Organismus schwelt.

Ob das Medikament eingesetzt wird oder nicht, entscheidet letztlich der Pathologe, der das Lebergewebe zu untersuchen hat. Stellt er die Diagnose einer chronisch-persistierenden Hepatitis, wird der behandelnde Arzt keine Notwendigkeit sehen, die Erkrankung behandeln zu müssen. Findet dagegen der Pathologe Anzeichen dafür, daß eine chronisch-aktive Hepatitis vorliegt, wird der behandelnde Arzt für seine Behandlungsmaßnahmen Konsequenzen ziehen müssen.

An dieser Stelle seien für den Laien Erklärungen zum Verständnis der unterschiedlichen Bezeichnungen dieser Unterform der chronischen Hepatitis eingefügt. Die Bezeichnung »chronisch-aktive Hepatitis« wurde aus klinischer Sicht geprägt und besagt, daß ein chronisch entzündlicher Prozeß in der Leber vorliegt, der sich mit einer deutlichen Erhöhung der Transaminasen bemerkbar macht. Die Bezeichnung »chronisch-aggressive Hepatitis« beruht auf einer feingeweblichen Untersuchung des Lebergewebes. Sie besagt, daß die Entzündungsprozesse wie ein Mottenfraß die Randzonen des Leberläppchens ergreifen. Die beiden Bezeichnungen sind daher letztendlich nicht identisch, und haben ihren Ursprung in unterschiedlichen Fachdisziplinen.

Hepatitis-B-negative chronische Hepatitis

Finden sich bei einer chronischen Hepatitis keine Anzeichen dafür, daß eine Hepatitis B zugrunde liegt, so müssen andere Ursachen angeschuldigt werden. Denkbar ist, daß eine Nicht-A-nicht-B-Hepatitisinfektion Ursache der Erkrankung ist. Für eine solche Entscheidung stehen derzeit noch keine weiteren Testmöglichkeiten zur Verfügung. Die Diagnose läßt sich nur stellen, wenn andere im folgenden zu nennende Kriterien ausgeschlossen werden. In der Behandlung jedoch wird sich in solchen Fällen der Arzt ähnlich verhalten, wie bei Erkrankten, bei denen eine Hepatitis-B-Infektion nachweisbar ist.

In der Gruppe der *Hepatitis-B-negativen chronischen Hepatitiden* gibt es – wie schon erwähnt – eine Reihe von Patienten, bei denen Anzeichen dafür vorliegen, daß das körpereigene Immunsystem so verändert ist, daß es das körpereigene Lebergewebe zerstört. Solche Patienten tragen Antikörper in sich, die sowohl gegen Zellkerne, als auch gegen Zellen der glatten Muskulatur und gegen Untereinheiten der Zellstruktur (Mitochondrien) gerichtet sind. Aus bisher noch nicht erklärbaren Gründen spielt sich in solchen Erkrankten eine Reaktion ab, die einer Abstoßungsreaktion vergleichbar ist, wie sie sich bei Organverpflanzungen abspielen kann. Aus ärztlicher Sicht bedarf es in solchen Fällen eines therapeutischen Eingreifens. Zur Verfügung steht, das Immunsystem mittels kortisonähnlichen Substanzen zu beruhigen. Auch hier steht der Gedanke im Vordergrund, die bindegewebige Umwandlung der Leber zu verhindern.

Krankheitsprozesse der beschriebenen Art gehen gelegentlich auch einher mit einer deutlichen Störung in der Ausscheidung von Bilirubin. Dies wäre eine weitere Form der chronischen Hepatitis, nämlich diejenige mit deutlicher immunologischer Reaktion, kombiniert mit Bilirubinausscheidungsstörung. Diese Form der chronischen Hepatitis ist noch nicht lange bekannt. Vorläufige Erfahrungen haben aber gezeigt, daß auch sie auf eine Behandlung mit Kortisonabkömmlingen gut reagiert.

Weiterhin gibt es die durch Medikamente ausgelöste Form. Sie wird erkennbar, wenn weder Zeichen einer Hepatitis-B-Infektion vorliegen, noch Zeichen einer Überreaktion des Körpers gegen eigenes Lebergewebe. Die Abgrenzung dieser Form der chronischen Hepatitis gegen eine solche, die vermutlich aus einer Nicht-A-nicht-B-Hepatitis sich entwickelt, kann nicht immer leicht sein. Entscheidend ist, welche Angaben der Erkrankte zu Medikamentengruppen macht, die er im Vorzeitraum eingenommen hat. Meistens geht diese Leberschädigung zurück, wenn er das entsprechende Medikament meidet. Nur in ganz seltenen Fällen bleibt der Krankheitsprozeß nach dem Medikamentenanstoß aktiv.

Krankheitsverlauf

So unterschiedlich die Ursache einer chronischen Hepatitis sein mag, so einheitlich ist im allgemeinen das klinische Bild. Der Erkrankte fühlt sich nicht mehr leistungsfähig, gelegentlich beobachtet er das Auftreten einer leichten Gelbsucht. Irgendwelche speziellen Beschwerden, die ihn darüber hinaus auf ein Leberleiden aufmerksam machen, bestehen nicht. Schmerzen in der Lebergegend treten bei der chronischen Hepatitis selten auf. Die Erfahrung hat aber gezeigt, daß die genannten uncharakteristischen Symptome dennoch relativ frühzeitig Anlaß sind, ärztlichen Rat zu erbitten. Somit können auch gezielte ärztliche Maßnahmen Spätschäden verhindern. Voraussetzung allerdings ist, daß sich der Erkrankte rechtzeitig seinem behandelnden Arzt offenbart und sich bereit erklärt, die vorgeschlagenen Untersuchungen durchführen zu lassen.

Fettleber

Sehr häufig findet man bei Patienten, die wegen Oberbauchbeschwerden uncharakteristischer Art in ärztliche Behandlung kommen, eine Fettleber als Ursache dieser Beschwerden. Hierbei handelt es sich um eine mehr oder weniger ausgeprägte Einlagerung von Fett in die Leberzellen (Abb. 4 a, b). Durch diese Fetteinlagerung wird das Organ vergrößert und die Spannung der Leberkapsel ist Ursache der druckartigen Beschwerden im rechten Oberbauch, die sich verstärken, wenn der Patient eine gebeugte Körperhaltung einnimmt. Andererseits aber kann eine Fettleber auch völlig ohne Symptome einhergehen.

Die Fettleber wird nicht als eigenständige Lebererkrankung angesehen, sondern als Folge anderweitig ablaufender krankhafter Prozesse. So findet sie sich bei der *Zuckererkrankung*, bei der *Fettsucht* und bei der *Mangelernährung*. Eine Fettleber kann auch auftreten als Folge einer Vergiftung, z.B. mit Tetrachlorkohlenstoff. Die Fettleber bei übermäßigem Alkoholgenuß ist letztlich auch eine Art von Vergiftung. Im Grunde genommen ist die Fettleber ein relativ harmloses Symptom und läßt sich am besten durch eine feingewebliche Untersuchung des Leberpunktates erkennen. Nur manchmal sind die Transaminasen etwas erhöht. Bei der alkoholischen Fettleber steigt auch die Gamma-GT an.

Die Behandlung der Fettleber ist die Behandlung des Grundleidens. Eine irgendwie geartete medikamentöse Beeinflussung der Fetteinlagerung selbst gibt es nicht. Bei toxisch bedingter Fettleber ist nach Weglas-

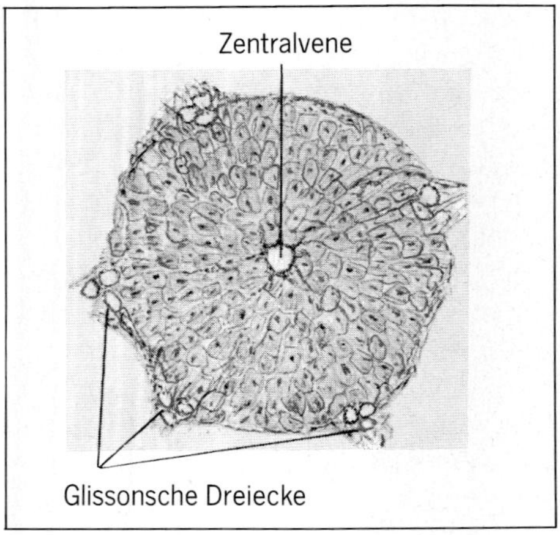

a

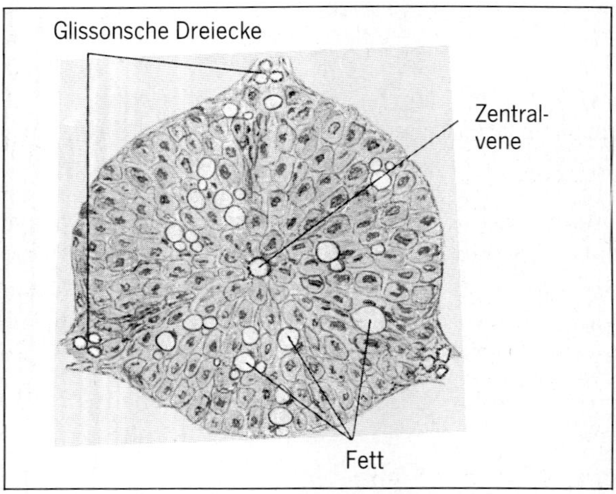

b

Abb. 4 Mikroskopischer Aufbau des Leberläppchens (Querschnitt).
a Normal. In der Mitte sieht man die Zentralvene, auf die hin die Leberzellen etwa sternförmig ausgerichtet sind. An den Rändern sieht man 5 »Dreiecke«, die den zuführenden Pfortaderast, die zuführende Leberarterie und den abführenden Gallengang aufweisen. Das Blut strömt also zur Mitte hin und umspült dabei die Leberzellen.

b Fettleber. In das Leberläppchen eingelagert sieht man große Fettblasen unregelmäßig verstreut, die z.T. die Leberzellen verdrängen, sie z.T. zerstört haben. Von den »Dreiecken« her sieht man andeutungsweise strahlige Züge zur Mitte hin ziehen. Diese sind Reaktionen auf den Fremdkörperreiz, den die Anwesenheit des Fettes im Leberläppchen bilden kann.

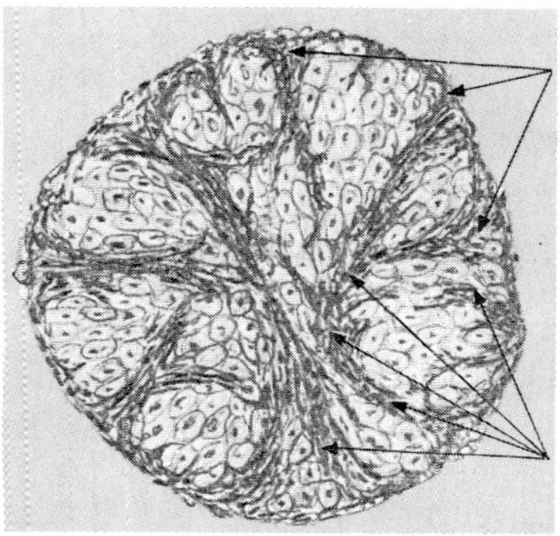

Abb. 4 c Schrumpfleber. Von den »Dreiecken« ziehen Bindegewebszüge zur Mitte hin, die einen großen Teil der Leberzellen überwuchert haben. Andere Zellen werden stark eingeengt und plattgedrückt. Das ganze Läppchen ist verkleinert, geschrumpft.

sen des Giftes mit einer raschen Rückbildung zu rechnen. Dies gilt auch bei alkoholischer Fettleber.

Wir wissen heute, daß die Fettleber keine dauernden Schäden an der Leber hinterläßt. Man hat zwar früher gedacht, daß sich aus einer Fettleber auch eine Leberzirrhose entwickeln kann, diese Annahme hat sich aber als nicht richtig erwiesen. Das Gesagte gilt natürlich nicht bei alkoholischer Fettleber, sofern der übermäßige Alkoholgenuß fortgesetzt wird.

Leberzirrhose (Schrumpfleber)

Die Leberzirrhose ist eine schon seit altersher bekannte Lebererkrankung. Es handelt sich dabei um eine bindegewebige Durchsetzung der Leber, wobei meist ein chronischer Entzündungsprozeß vorausgegangen ist. Dabei gehen normale Leberzellen zugrunde, und der Körper versucht, dies durch Bildung von knotenförmigen Leberzellwucherungen (*Regeneratknoten*) auszugleichen (Abb. 4 c). Bei der Leberspiegelung sieht das Organ nicht mehr glatt und glänzend aus, wie unter normalen Bedingungen, sondern ist fein oder grob gehöckert mit dazwischenliegenden, eingezogenen Bindegewebszonen.

Die Höckerung wird gebildet durch die Regeneratknoten. Wir kennen heute eine ganze Reihe von angeborenen und erworbenen Ursachen für eine Leberzirrhose. Die wichtigsten angeborenen Stoffwechseldefekte, die zu einer Leberzirrhose führen, sind solche im Kupfer- und Eisenstoffwechsel, aber auch bei gewissen seltenen Störungen des Kohlenhydratstoffwechsels treten Leberzirrhosen auf. Eine weitere große Gruppe von Leberzirrhosen wird ausgelöst durch die Einwirkung von Giften. So können sich Zirrhosen entwickeln durch Aufnahme von Schimmelpilzgift, dem Aflatoxin, welches sich in einigen Erdnußkernarten finden läßt. Auch manche Arzneimittel können über die oben aufgeführte chronische Hepatitis zu einer Leberzirrhose führen, dies ist zwar zumeist nicht vorhersehbar. Auch der Alkohol gehört zu dieser Gruppe von Giften, die zur Leberzirrhose führen können. Am häufigsten entwickelt sich diese fortgeschrittene Lebererkrankung in der Folge einer chronischen Virusinfektion, wovon bereits die Rede war. Weiterhin kennen wir Zirrhosen, die sich dadurch gebildet haben, daß größere oder kleinere Gallengänge eingeengt oder verschlossen sind. Wir werden von dieser Form der Zirrhose (*biliäre Zirrhose*) noch bei der Besprechung der Gallengangserkrankungen hören.

Bei chronischer Blutabflußstauung aus der Leber kann sich ebenfalls eine bindegewebige Durchsetzung des Organs entwickeln. Verantwortlich sind hier meistens Erkrankungen des Herzens oder des Herzbeutels. Im eigentlichen Sinne des Krankheitsbildes zählt diese begleitende Schädigung der Leber allerdings nicht vollgültig zu den Leberzirrhosen. Es kommt nämlich hierbei lediglich zu einer Verdickung des normalerweise schon vorhandenen Bindegewebes, nicht aber zu einer wesentlichen bindegewebigen Zerstörung der normalen Läppchenarchitektur des Organs. Bei exakter Bezeichnung spricht man auch lieber von einer *Leberfibrose*. Eine wesentliche krankheitsführende Rolle hat hier die Leberfibrose jedoch nicht. Im Vordergrund steht immer die Ursache der Blutstauung. Kann diese erfolgreich beseitigt werden, so sind die Leberveränderungen für das weitere Leben des Erkrankten belanglos.

Anders dagegen verhält es sich bei den Leberzirrhosen, die als eigenständige Lebererkrankung anzusehen sind. Das Tückische ist, daß die Entwicklung einer Leberzirrhose nicht unbedingt immer bemerkt werden muß. Typische Symptome, die der Patient selber merkt und die für Leberzirrhose typisch sind, gibt es nicht. Häufig wird daher das Vorliegen einer Leberzirrhose erst erkannt, wenn Komplikationen, wie Blutungen aus gestauten Speiseröhrenvenen oder eine Bauchwassersucht, auftreten. Manchmal wird eine Leberzirrhose zufällig erkannt, wenn der Erkrankte aus anderen Gründen seinen Arzt aufsucht.

Frühe Stadien der Leberzirrhose lassen sich meist nur bei der körperlichen Untersuchung feststellen, wenn sich nämlich zeigt, daß die Leber vergrößert und verhärtet ist. Die Blutuntersuchungen fallen meist nicht besonders krankhaft aus. Leicht erhöhte Transaminasen können gefunden werden und eventuell auch ein mäßig erhöhter Bilirubinspiegel im Blut. Sehr charakteristisch dagegen sind die Veränderungen in der Serumeiweißelektrophorese. Hierbei findet sich im Bereich der Immunglobuline eine deutliche Vermehrung.

Um die *Diagnose* zu sichern, ist meistens eine Leberspiegelung nicht zu umgehen. Eine Leberblindpunktion kann zwar auch das Vorliegen einer Leberzirrhose nachweisen, für den Patienten und den behandelnden Arzt ist es aber wichtig zu wissen, in welchem Stadium sich die Zirrhose befindet. Hierzu gehört auch die Beurteilung etwaiger Stauung von Venen im Gefäßsystem des Darmes oder des Bauchfells.

In *fortgeschrittenen Fällen* der Leberzirrhose ist das klinische Erscheinungsbild schon wesentlich deutlicher. Hier machen sich dann auch die Folgen der Leberzirrhose auf den gesamten Organismus bemerkbar. Diese sind u. a. ein allmählicher Muskelschwund, ein Verlust an körperlicher Aktivität und bei Männern ein deutlicher Rückgang der Körperbehaarung. Dann lassen sich auch meistens die Leberhautzeichen nachweisen, von denen am Anfang gesprochen wurde. Es sind dies vor allem die Lebersternchen und die fleckige Rötung der Handinnenflächen. Weiterhin zeigt sich bei den Erkrankten auch eine leichte Blutungsneigung, die dadurch bedingt ist, daß die Syntheseleistung der Leber für Blutgerinnungsfaktoren unzureichend ist und auch, daß sich seine Blutplättchen (Thrombozyten) aufgrund der Blutstauung vor der Leber vermehrt in der Milz ablagern. Aus dem Gesagten geht schon hervor, daß Allgemeinsymptome erst als Folge von krankhaften Veränderungen außerhalb der Leber auftreten. Wir werden dies gesondert besprechen.

Eine *Behandlung der Leberzirrhose* mit dem Ziel, daß sich das Bindegewebe wieder aus der Leber entfernt, gibt es leider noch nicht. Es kann höchstens durch Beeinflussung der Ursache verhindert werden, daß die bindegewebige Organumwandlung weiter fortschreitet. Somit ist es wichtig, alle Möglichkeiten zu ergreifen, die die Entwicklung einer Leberzirrhose verhindern, bzw. ihr Fortschreiten verzögert. Die Möglichkeiten, die sich z. B. bei einer chronischen Hepatitis ergeben, wurden schon besprochen. Bei einer alkoholbedingten Leberzirrhose ist strikte Alkoholkarenz die einzig erfolgversprechende Maßnahme. Hat sich eine Leberzirrhose auf dem Boden einer Störung im Kupfer- oder Eisenstoffwechsel gebildet, es handelt sich hierbei um die *Wilsonsche Erkrankung* respektive die *Hämo-*

chromatose, so müssen Maßnahmen ergriffen werden, diese übermäßig im Körper abgelagerten Stoffe zu entfernen und Nahrungsmittel mit hohem Gehalt an diesen Mineralien zu meiden. Dies kann durch Medikamente geschehen, die eine vermehrte Ausscheidung entweder von Kupfer oder Eisen bewirken. Im Falle der Eisenspeicherkrankheit geschieht dies jedoch bevorzugt durch häufige Aderlässe. Die Erfolge, die mit dieser Behandlung zu erzielen sind, sind befriedigend.

Primäre biliäre Zirrhose

Es gibt allerdings eine Form der Leberzirrhose, für die wir keine ursächliche Behandlungsart kennen. Es handelt sich hierbei um die sog. »primäre biliäre Zirrhose«. Diese ist dadurch bedingt, daß sich an den kleinen Gallengängen eine Entzündung entwickelt, die zu einer Verdickung der Gallengangswand und schließlich zu einem Verschluß der Gallekanälchen führt. Wir wissen heute noch nicht, wie diese Krankheitsentwicklung zu erklären ist. Alle Versuche, diesen schleichenden Entzündungsprozeß irgendwie aufzuhalten, sind bislang unbefriedigend gewesen.

Die Forschungen zur Biologie der Gallensäuren haben kürzlich ergeben, daß möglicherweise sich im Krankheitsprozeß auf Gewebeebene in der Leber anreichernde »giftige« Gallensäureabkömmlinge den zerstörenden Entzündungsvorgang unterhalten, sich also ein gewisser Teufelskreis ausbildet. Es gibt erfolgversprechende therapeutische Ansätze, durch Einnahme von ungiftigen Gallensäuren (Ursodeoxycholsäure) den Gehalt der Leber an »giftigen« Gallensäuren zu vermindern – was gelingt – und so den zerstörenden Entzündungsprozeß zu unterbinden. Die bislang erzielten klinischen Erfolge sind Grund, die Frühformen der *primären biliären Zirrhose* entsprechend zu behandeln.

Nichteitrige, sklerosierende Cholangitis

Die Frühform dieser Erkrankung ist die sog. *nichteitrige, sklerosierende Cholangitis* und findet sich besonders häufig bei Frauen. Glücklicherweise ist die Zeit zwischen dem Auftreten dieser Frühform und der sich daraus entwickelnden Zirrhose sehr lang und kann sich ganz oder fast beschwerdefrei über Jahre und Jahrzehnte hinziehen. Im Vordergrund der klinischen Symptomatik bei als Folge entwickelter Leberzirrhose steht die Gelbsucht, da ja das ableitende Gallengangssystem weitgehend zerstört ist. Außer einer mangelnden Ausscheidung von Bilirubin werden auch die in der

Leber gebildeten Gallensäuren nicht mehr ordnungsgemäß ausgeschieden. Sie lagern sich in der Haut ab und sollen zu lästigem Juckreiz führen. Auch Cholesterin kann nicht mehr wie normal ausgeschieden werden. Es lagert sich häufig ebenfalls in der Haut ab, bevorzugt im Bereich der Augenlider.

Die Behandlung kann nur eine symptomatische sein. Manchmal gelingt es, durch Gabe von Präparaten, die Gallensäuren anlagern (z.B. Cholestyramin), die Restausscheidung von Gallensäure in den Darm so zu binden, daß ihre natürliche Wiederaufnahme am Ende des Dünndarms verhindert wird. Da die Leber, auch wenn sie geschädigt ist, bestrebt ist, weiterhin Gallensäuren auszuscheiden, wird sie dann auf die in der Haut abgelagerten zurückgreifen müssen. Dieser Erklärungsweg wird allerdings z.Zt. wissenschaftlich nicht mehr vollständig anerkannt, da gefunden wurde, daß die Haut bei den geschilderten Bedingungen nicht mit Gallensäuren überladen ist. Somit ist der Wirkungsmechanismus dieser therapeutischen Maßnahme noch offen. Als Folge der nicht mehr ausreichend ausgeschiedenen Galle kann es weiterhin zu Störungen im Vitaminhaushalt kommen. Es betrifft dies im wesentlichen die Vitamine A, D, E und K, die fettlöslich sind und für deren Aufnahme eine ordnungsgemäße Menge von Galle notwendig ist. Es müssen daher in regelmäßigen Abständen diese Vitamine dem Körper direkt durch eine Injektion zugeführt werden.

Dies sind Behandlungshinweise, die sich durch die besondere Art der Lebererkrankung ergeben. Darüber hinaus aber stellt sich die Frage, ob noch allgemeine Behandlungsrichtlinien und Empfehlungen bei Leberzirrhose ohne vorliegende Komplikationen bestehen. Diese gibt es derzeit mit *Ausnahme des strikten Alkoholverbotes* nicht. Die Erkrankten sollten sich gemäß ihren körperlichen Leistungsfähigkeiten verhalten. Häufig sind sie in der Lage, ihrem Beruf weiter nachzugehen. Vermehrte Bettruhe wurde früher empfohlen, hat sich aber nicht als Heilung fördernd gezeigt, eher das Gegenteil kann eintreten: Mangelhaftes Training führt zu vermehrtem Muskelschwund mit Abbau der körperlichen Leistungsfähigkeit, was dann letztendlich einen Teufelskreis zur Folge hätte. Eine *spezielle Diät* für die Patienten mit Frühformen einer Leberzirrhose gibt es – von den erwähnten Ausnahmen abgesehen – nicht. Vermehrter Verzehr einer Nahrungsmittelsorte auf Kosten einer anderen führt zu einer unausgewogenen Ernährung. Die Patienten dürfen gemäß ihren eigenen Verträglichkeiten alles essen. Eine wohl ausgewogene, vitaminreiche Kost ist hier die Empfehlung. *Physikalische Maßnahmen*, wie etwa feuchtwarme Wickel auf die Lebergegend haben keinen Einfluß auf eine bessere Durchblutung, wie vormals gedacht. Sie können höchstens bei örtlichen Beschwerden lindernd wirken.

Häufig werden an den Arzt Fragen herangetragen, wie die Lebenserwartung nach Feststellung einer Leberzirrhose ohne Komplikationen einzuschätzen ist. Diese Frage ist recht schwer zu beantworten, da die Krankheit von der individuellen Situation geprägt wird. Ist der zirrhotische Umbau der Leber sehr aktiv, so ist natürlich relativ bald mit Komplikationen zu rechnen. Bei Formen der Leberzirrhose, die mit Sicherheit auf ein Übermaß an Alkoholgenuß zurückzuführen sind, kann dagegen gesagt werden, daß bei einer absoluten Enthaltsamkeit von alkoholischen Getränken die Krankheit relativ rasch zum Stillstand kommt. Bei der hier zur Debatte stehenden Frühform der Leberzirrhose ist damit zu rechnen, daß sich dann die Lebenserwartung in etwa der allgemeinen Lebenserwartung nähert.

Komplikationen bei Leberzirrhose

Wie bereits oben angeführt wurde, geht das Bestreben der Leber dahin, durch Neubildung von Leberzellen zugrunde gegangene zu ersetzen. Somit kann die biologische Funktion des Organs für den Körper aufrecht erhalten werden. Solange sie ausreicht, ist eine akute Gefahr für den Gesamtorganismus nicht zu befürchten. Es handelt sich jedoch um eine Art Schwebezustand, in dem ein Rückfall im Sinne eines Wiederaufflackerns oder einer Aktivierung der Entzündung der Leber immer noch möglich ist. In ungünstigen Fällen kann sich der Zustand daher von zwei Seiten her verschlechtern:

Das *Gleichgewicht der Leberfunktion* wird durch nicht ersetzten Zerfall weiterer Leberabschnitte gestört. Meistens äußert sich dies in einem erneuten Auftreten von Gelbsucht, Appetitlosigkeit und körperlicher Schwäche. Bei der Blutuntersuchung findet sich meist auch eine Erhöhung der Transaminasen und eine Erhöhung der Gammaglobuline in der Elektrophorese. Die Patienten sollten sich so bald wie möglich in ärztliche Behandlung begeben, wenn sie Anzeichen an sich bemerken, die einen solchen »akuten Schub« der Erkrankung zeigen.

Die *andere Seite möglicher Komplikationen* besteht darin, daß durch die Ansammlung von Bindegewebe in der Leber die Blutgefäße eingeengt oder abgeschnürt werden. Dadurch entsteht im Blutkreislauf der Pfortader ein Hindernis. Das Blut aus dem Darm staut sich auf, und zwangsläufig steigt der Blutdruck in den vorgeschalteten Venen des Darmes an. Dies ist Ursache dafür, daß sich das Blut aus dem Darm neue Wege sucht, um das Hindernis »Leber« zu umgehen. Diese Verbindungen zu großen Venen werden durch Venen entlang des Magens und der Speiseröhre (Ösophagusvarizen) an der Leber vorbei erschlossen, oder aber das Blut bahnt sich einen neuen Weg über die Venen des Analringes (Hämorrhoiden). Somit hat zwar das Blut aus dem Darm über diese Umgehungskreisläufe wieder einen Abfluß, es ergeben sich daraus aber auch Nachteile. Einmal kann das Blut der Pfortader, da es ja nun an der Leber vorbeifließt, nicht mehr richtig hinsichtlich der aufgenommenen Nahrungsstoffe ausgenutzt werden und, wie es normalerweise ja der Fall ist, von etwaigen Giftstoffen gereinigt werden. Während die erste Störung weniger in den Vordergrund tritt, da ja weiterhin über die Leberschlagader Blut an die Leberzelle herangespült wird, wirkt sich die mangelnde Entgiftungsleistung der Leber bald für den Gesamtorganismus nachteilig aus. Eiweißabbaustoffe aus dem Stoffwechsel der Bakterien des Darmes (oft genannt wird in diesem Zusammenhang Ammoniak) oder auch Bakteriengifte selber können den Gesamtorganismus schädigen.

Zum zweiten droht Gefahr aus der Tatsache, daß die Venen der neu erschlossenen Umgehungskreisläufe den erhöhten Druck- und Durchflußverhältnissen nicht immer gewachsen sind, so daß sie unter Umständen platzen können. Besonders häufig kommt es zu einem Riß der Venen in den unteren Abschnitten der Speiseröhre (griechisch: Ösophagus). Bei Bestehen dieser Kurzschlußverbindungen zwischen Pfortader (Vena portae) und Hohlvene (Vena cava), also bei sog. portokavalem Umgehungskreislauf, drohen demnach zwei wesentliche Komplikationen: die Blutung aus gestauten Venen (Krampfadern, sog. Varizen) in der Speiseröhre und eine allgemeine Körpervergiftung.

Da diese Komplikationen im Leben eines Patienten mit Leberzirrhose einen besonderen Stellenwert haben, sollen sie hier etwas ausführlicher besprochen werden.

Ösophagusvarizenblutung

Haben sich einmal venöse Umgehungskreisläufe über die Speiseröhre ausgebildet, so droht immer eine Blutung. Es gibt allerdings noch keine Kenntnis darüber, warum und wann damit zu rechnen ist. Es gibt eine Reihe von Patienten, bei denen niemals eine Blutung auftritt. Hinsichtlich der im Einzelfall verantwortlichen Ursache für ein Platzen dieser Venen gibt es ebensowenig eine Erklärung. Weder schweres Heben noch Husten oder Pressen beim Stuhlgang dürften ursächlich wirksam sein. Ob eine Andauung durch den sauren Magensaft, wenn er in die Speiseröhre zurückfließt, bedeutsam ist, wurde erwogen, aber nie eindeutig belegt. Diese Unkenntnis über die auslösenden Mechanismen ist ein großer Nachteil bei der ärztlichen Betreuung, da keine entsprechenden Verhaltensmaßregeln vom behandelnden Arzt gegeben werden können. Somit wissen wir zwar, wo solche Blutungen auftreten können, aber nie ob, wann und warum.

Im Falle einer Blutung ist sofortige ärztliche Hilfe notwendig. In einigen Fällen können geringe Blutungen dem eigentlichen Ereignis vorausgehen. Der Patient bemerkt dies dadurch, daß sich sein Stuhl besonders dunkel oder sogar schwarz verfärbt. Diese Verfärbung beruht auf von Darmbakterien zersetztem Blut. Bemerkt ein Patient eine solche Veränderung seines Stuhles, so sollte er umgehend seinen Arzt davon verständigen. In anderen Fällen dagegen setzt die Blutung sofort relativ heftig ein und äußert sich in blutigem Erbrechen.

Hier ist eine umgehende Einweisung in ein Krankenhaus notwendig, denn bei einem Zuwarten kann der Blutverlust so stark werden, daß hieraus ernsthafte Folgen für den Kreislauf resultieren. Dies gilt es unbedingt zu vermeiden, und nur im Krankenhaus sind Möglichkeiten gegeben, die Blutung zu stillen.

Ist der Patient im Krankenhaus, so wird als erste Maßnahme das verlorene Blut ersetzt werden, um einen Zusammenbruch des Kreislaufes zu verhindern. Hierbei ist es unabdingbar, daß über einen in eine Armvene vorgeschobenen Katheter Blut- oder Blutersatzlösungen dem Kreislauf zugeführt werden. Nachdem von seiten des Kreislaufes keine Komplikationen mehr drohen, versucht man, die Blutungsquelle zum Stehen zu bringen. Früher hatte man hierfür lediglich Sonden zur Verfügung, die an ihrem Ende mit Ballons ausgerüstet waren. Nachdem diese Sonde in die Speiseröhre und den Magen eingeführt ist, werden die Ballons aufgeblasen und drücken auf die blutende Vene. Diese Behandlung ist für den Betroffenen sicherlich nicht angenehm, sie ist aber unerläßlich, um ein Verbluten zu verhindern.

In neuerer Zeit wird auch versucht, die Blutungsquelle direkt unter Sicht zu verschließen. Hierzu bedient man sich optischer Geräte, der sog. Endoskope. Es sind dies fingerdünne Fiberglasschläuche, über die eine Betrachtung des Inneren von Speiseröhre und Magen möglich ist. Durch einen Kanal können Instrumente für etwaige kleine Operationen eingeführt werden. Im Falle einer Ösophagusvarizenblutung wird nun nach Aufsuchen der Blutungsquelle eine Injektionskanüle durch diesen Arbeitskanal hindurch geschoben und die Schleimhaut rechts und links der blutenden Stelle mit einer leicht ätzenden Substanz unterspritzt. Der sofortige Effekt ist, daß die neben der Vene liegenden Flüssigkeitsquaddeln die Vene komprimieren und damit die Blutung zum Stillstand bringen. Ein späterer Effekt ist der, daß durch die Flüssigkeit die Bildung von Narbengewebe angeregt wird, das dann die zur Blutung neigende Speiseröhrenkrampfader umschließt und somit ein erneutes Platzen verhindert. Wir werden noch hören, daß diese Methode auch angewendet wird, um die Blutungsneigung dauerhaft zu bannen. Die Unterspritzung, wie sie hier genannt wurde, ist eine Möglichkeit auf endoskopischem Wege die Blutung zu stillen. Statt dieser Injektionsbehandlung kann aber auch mit einem Laserstrahl versucht werden, die Blutungsstelle durch Hitzestrahlung zu verschorfen. Die Erfahrung hat gezeigt, das die Injektionsbehandlung einen dauerhafteren Erfolg hat. Es wird deswegen der Laserbehandlung nur dann der Vorzug gegeben, wenn eine nur kurzfristige Blutstillung angestrebt wird.

Da an dieser Stelle die *endoskopische Untersuchung der Speiseröhre* mit dem Ziel der Blutstillung genannt wurde, sollen noch einige andere Aspekte besprochen werden. Es ist heute allgemein üblich, daß bei einem Patienten, der mit Bluterbrechen in ein Krankenhaus eingeliefert wird, eine endoskopische Untersuchung des oberen Magen-Darm-Kanals durchgeführt wird, auch wenn schon bekannt ist, daß bei dem Patienten Ösophagusvarizen bestehen. Grund hierfür ist die Erkenntnis, daß sich bei Patienten mit Leberzirrhose häufig auch ein Magenulkus ausbildet, das natürlich auch als Blutungsquelle in Frage kommt. Im allgemeinen kann davon ausgegangen werden, daß bei Patienten mit Ösophagusvarizen diese nur in etwa der Hälfte der Fälle verantwortlich sind für eine Blutung mit Bluterbrechen. Würde davon ausgegangen werden, daß die Ösophagusvarizen immer die Ursache des Blutverlustes sind, ohne sich auch davon überzeugt zu haben, besteht die Möglichkeit einer der Situation nicht angepaßten Behandlung. Bei einer starken Blutung aus einem Magengeschwür nämlich sollte u. U. rasch ein Chirurg gerufen werden, der die Blutung operativ stillen muß. Dagegen kann bei einer Ösophagusvarizenblutung ein zu rasch gefaßter Entschluß für eine Operation sich eher nachteilig für den Patienten auswirken. Daher trägt die Vornahme einer endoskopischen Notfalluntersuchung zu einem sinnvollen Behandlungsplan bei und dürfte in jedem Fall im Sinne des Patienten sein.

Nach Überstehen einer Ösophagusvarizenblutung stellt sich nun sowohl für den Patienten als auch für den Arzt die Frage, wie weiterhin zu verfahren ist. Aus Erfahrung wissen wir, daß nach einer ersten Blutung mit großer Wahrscheinlichkeit auch eine weitere folgen wird, denn diese erste Episode hat gezeigt, daß die Voraussetzungen dafür bei diesen Patienten bereits vorliegen. Ziel ist es, nach Behandlungsmöglichkeiten zu suchen, mit denen eine erneute Blutung und alle sich daraus ergebenden Gefahren verhindert werden können.

Letzte Ursache dafür, daß sich das Blut aus dem Darm einen Umwegskreislauf über die Venen der Speiseröhre gesucht hat war ja, daß die bindegewebig umgewandelte Leber ein Hindernis im normalen Blutstrom darstellt. Es liegt daher nahe, durch operative Maßnahmen das venöse Blut aus dem Darm und der Pfortader mittels operativer Techniken so in den großen Kreislauf abzuleiten, daß die Stauung beseitigt wird und sich somit der Druck in den Speiseröhrenvenen senkt.

Aus rein technisch operativer Sicht ist dies relativ einfach möglich, indem die Pfortader kurz vor ihrer Einmündung in die Leber durchtrennt wird und an die untere Hohlvene angeschlossen wird. Aber so einfach diese Operation, die sog. *portokavale Anastomose* oder auch der *portokavale Shunt* aus technischer Sicht sein mag, aus biologischer Sicht ist er für den erkrankten Organismus – insbesondere langfristig gesehen – nicht leicht zu ertragen. Komplikationen können sich allein schon aus der Operation ergeben, aber auch dadurch, daß nun alles Pfortaderblut ohne Leberpassage direkt der Zirkulation zugeführt wird. Hieraus können weiter unten noch zu besprechende Vergiftungserscheinungen resultieren, die sich besonders auf das zentrale Nervensystem auswirken.

Der Erkrankte ist zwar vor dem Risiko weiterer Blutungen befreit, hat aber nun mit den Folgen der inneren Vergiftung zu kämpfen. Aus diesen Gründen bezweifeln in der letzten Zeit mit dieser Operation befaßte Ärzte zunehmend, ob sie diese den entsprechend erkrankten Patienten empfehlen können. In der wissenschaftlichen Litaratur hat es hierzu eine Reihe von Mitteilungen gegeben, und die Tendenz weist eher in die Richtung, diese Art der Operation zu verlassen.

Man hat daher nach Auswegen gesucht und solche auch inzwischen gefunden. Derzeit werden Operationsmethoden empfohlen, mit denen nicht das gesamte Pfortaderblut in den großen Kreislauf abgeleitet wird, sondern nur das Blut, das über die Ösophagusvenen als Umgehungskreislauf fließt. Die hierzu angegebenen Operationstechniken, wie z. B. die Operation nach dem amerikanischen Chirurgen Warren, sind zwar technisch wesentlich schwieriger, schützen aber den Erkrankten sowohl vor weiteren Blutungen, als auch vor der inneren Vergiftung, da ein großer Teil des Pfortaderblutes weiterhin durch die Leber strömt und entgiftet werden kann.

Es wäre aus ärztlicher Sicht erfreulich, könnte man jedem Patienten mit erweiterten Speiseröhrenvenen nach stattgehabter erster Blutung diese Operation anraten. Dies ist aber leider nicht der Fall, da bei solchen

Patienten jedes Operationstrauma, unabhängig davon, ob eine Gefäßoperation vorgenommen wird, besonders leicht zu Komplikationen führt, um so leichter, je weiter die Zirrhoseerkrankung fortgeschritten ist. Es ist für den behandelnden Klinikarzt nicht immer ganz leicht, die Entscheidung zu treffen, ob der jeweilig Ratsuchende für diese Operation geeignet ist oder nicht.

Ist der Arzt der Überzeugung, daß der derzeitige allgemeine körperliche Zustand des Patienten gegen die Vornahme einer Operation spricht, so muß er eine Alternative zur Hand haben. Diese Alternative hat sich dadurch ergeben, daß die anfangs genannte endoskopische Umspritzungsbehandlung (Sklerosierung) von Speiseröhrenvenen nicht nur als Hilfsmaßnahme bei einer akuten Blutung anwendbar ist, sondern auch zur Vorbeugung gegen weitere Blutungen. Hierzu bedarf es natürlich nicht nur einer Behandlung, sondern mehrerer, bis alle blutungsgefährdeten Venenstränge von Narbengewebe umgeben sind oder durch Thrombosen die Venenlichtungen verödet sind. Diese Behandlung kann durchaus ein halbes oder ein dreiviertel Jahr beanspruchen, wobei sich natürlich der Patient nur in gewissen Abständen in die entsprechende ärztliche Behandlung zu begeben hat. Ist der erhoffte Erfolg erreicht, so bedarf es nur etwa vierteljährlicher Kontrollen, um neugebildete Krampfadern in der Speiseröhre frühzeitig zu erkennen und entsprechend erneut zu behandeln. Diese Behandlungsart kann zwar die Verhinderung einer Blutung nicht garantieren, aber doch dieses Problem weitgehend beherrschen. Somit sind derzeit zur Verhütung erneuter Ösophagusvarizenblutungen zwei ärztliche Maßnahmen einsetzbar: die operative Druckentlastung der gestauten Speiseröhrenvenen und – vornehmlich – die endoskopische Vernarbung ihrer Umgebung. Welcher Patient für welche dieser Methoden geeignet ist, hängt vom jeweiligen Untersuchungsbefund ab.

Medikamentöse Behandlung des Pfortaderhochdruckes

Es werden zur Zeit Untersuchungen besprochen, worin versucht wird, den Pfortaderhochdruck medikamentös zu senken mit dem Ziel, daß Risiko einer Ösophagusvarizenblutung zu verringern. Verwendet werden pharmakologische Substanzen, wie sie auch bei verengenden Erkrankungen der Herzkranzgefäße angewendet werden. Ihre Wirkung auf den Pfortaderdruck ist indirekt: Durch allgemeine Gefäßerweiterung und Absenkung der Pumpleistung des Herzens wird pro Zeiteinheit weniger Blut in das Pfortadersystem gepumpt, was zwangsläufig eine Drucksenkung zur Folge hat. Die Kontrolle der richtigen Dosierung wird durch eine Senkung der

Pulsschläge um 25% der Ausgangspulsschläge pro Minute vorgenommen (z. B. Senkung des Pulses von 100 auf 75 Schläge pro Minute).

Über diese Art der Behandlung sind endgültige Urteile noch nicht gefällt, in besonderen Fällen wird der Arzt aber auf sie zurückkommen.

Schädigungen des Zentralnervensystems (Enzephalopathie)

Bei bestehendem *portokavalem Umgehungskreislauf* wurde als Komplikation neben der Ösophagusvarizenblutung die innere Vergiftung genannt. Diese besteht im wesentlichen darin, daß durch Giftstoffe aus dem Darm, die normalerweise durch die Leber aus dem Pfortaderblut entfernt werden, das zentrale Nervensystem geschädigt wird. Trotz vielfacher Versuche, die Natur dieser Giftstoffe näher einzugrenzen, hat sich noch keine überzeugende Meinung gebildet, welche Stoffe vor allem als dieses Gift anzusehen sind. In den vergangenen Jahren war Ammoniak, entstanden aus der Zersetzung von Eiweiß durch Darmbakterien, vielfach im Gespräch. Eine kritische Nachprüfung hat aber nicht beweisen können, daß dieser Stoff das gesuchte Gift ist. Nichtsdestoweniger wurde häufig beobachtet, daß bei erhöhtem *Blutammoniakspiegel* eine Vergiftung des Zentralnervensystems droht oder bereits eingetreten ist.

Diese Vergiftung äußert sich in einer vermehrten Schläfrigkeit des Betroffenen und in einer Zittrigkeit der Muskulatur, insbesondere der Arme. Es können Denkschwäche auftreten und Mängel an der Konzentrationsfähigkeit. Der Umgebung des Erkrankten werden beginnende Stadien dieser Vergiftung frühzeitig durch Fehlleistungen bei alltäglichen Verrichtungen auffallen.

Ausgelöst werden solche Zustände häufig durch einen übermäßigen Genuß an Eiweißstoffen mit der Nahrung. Bereits in den letzten Jahren des vergangenen Jahrhunderts war dieser Zusammenhang bekannt und wurde als sog. Eiweißvergiftung bezeichnet. Wir wissen darüber hinaus, daß die Darmbakterien an der Verursachung dieser Zustände beteiligt sind. Obwohl die einzelnen Wirkungsmechanismen noch nicht bekannt sind, haben sich aus diesen Erfahrungen Rückschlüsse für eine wirkungsvolle Behandlung ergeben. Somit ist eine Behandlungsmöglichkeit, jegliche Zufuhr von Nahrungseiweiß zu unterbinden und die andere, die Darmbakterien mittels im Darm wirksamer Antibiotika abzutöten. In den allermeisten Fällen und bei frühzeitigem Einsatz dieser Maßnahmen lassen sich schwerwiegende Vergiftungserscheinungen verhindern. Werden allerdings die frühen Anzeichen nicht erkannt und setzt die genannte Behandlung nicht rasch genug ein, kann sich als gefürchtete Komplikation ein komatöser Zustand entwickeln. Allerdings gibt es auch dann noch therapeutische Möglichkeiten, um die Funktion des Zentralnervensystems zu bessern.

So erfolgreich eine Behandlung auch sein mag, wünschenswerter wäre es, wenn solche Vergiftungserscheinungen überhaupt nicht einträten. Entsprechende Vorsichtsmaßnahmen sind derzeit durchaus möglich.

Einmal bestehen sie darin, daß der Erkrankte den Eiweißgehalt seiner Nahrung seiner individuellen Verträglichkeit anpaßt. Diese Verträglichkeit läßt sich unter ärztlicher Aufsicht relativ leicht feststellen. Ist sie einmal bekannt, kann der Erkrankte seine Nahrung entsprechend zubereiten. Entweder gibt ihm sein behandelnder Arzt die notwendigen Ratschläge, oder er verweist ihn an eine diätetisch geschulte Fachkraft. Auf der anderen Seite allerdings kann man auch versuchen, die bakterielle Besiedelung des Darmes so umzuformen, daß keine giftigen Zersetzungsprodukte aus der Nahrung entstehen. Hierzu eignet sich die tägliche Einnahme eines künstlich gewonnenen Zuckers, der Laktulose. Dieser steht als Sirup vielfältig zur Verfügung, ist aber auch in reiner kristalliner Form erhältlich. Zwischen 60 und 90 g dieses Zuckers sollte der Erkrankte in Form von Sirup täglich einnehmen, verteilt auf drei Einnahmen. Da dieser Zucker nur in Bruchteilen durch den Dünndarm aufgenommen wird, gelangt die Hauptmenge in den Dickdarm und kann dort – neben der Wirkung auf die Darmflora – vermehrt Wasser an sich binden. Dies hat zur Folge, daß der Stuhl breiig bis durchfällig wird. Ist der Stuhl dauernd breiig, hat der Erkrankte die richtige Menge von Laktulosesirup eingenommen. Es sei hier betont, daß für einen Patienten mit Leberzirrhose und Ösophagusvarizen mit Gefahr der Enzephalopathie die Laktulose einen ähnlichen Wert hat, wie das Insulin für den Zuckerkranken. Da Laktulose ein künstlicher Zucker ist, kann er auch unbedenklich bei einem Diabetes gegeben werden.

Bauchwassersucht (Aszites)

Eine weitere Komplikation einer Leberzirrhose ist das Auftreten von *Bauchwassersucht (Aszites)*. Hierfür gibt es drei Ursachen:

1. Kommt es zu einem erhöhten Blutdruck in der Pfortader, wie er bei der Abflußstörung in den Darmgefäßen sich ausbildet, so wird Flüssigkeit durch die Gefäßwände in die freie Bauchhöhle abgesperrt.
2. Durch den Prozeß der Ansammlung und Schrumpfung von Bindegewebe werden nicht nur die Blutgefäße eingeengt, sondern es

kommt auch zu einer Zerstörung des Lymphabflusses aus der Leber. Die Lymphe staut sich dann in der Leber und tritt durch die Leberkapsel in den freien Bauchraum über.

3. Durch die zunehmende Funktionsschwäche der Leber werden auch weniger Bluteiweißkörper gebildet. Die Bluteiweißkörper haben nicht nur den Zweck, Ernährungsgrundlagen für den Organismus zu sein, sondern sie haben auch gleichzeitig die Aufgabe, den physikalischen Druck der Blutflüssigkeit aufrecht zu erhalten. Sinkt dieser physikalische Druck durch Mangel an Bluteiweißkörpern, so kann Wasser nur schwer im Gefäßsystem gehalten werden, und es tritt durch die Gefäße in die Bauchhöhle aus.

Klinisch bemerkt der Patient das Auftreten von Bauchwassersucht durch ein zunehmendes Dickerwerden des Bauches. Durch Betasten und Beklopfen des Bauches kann dann der Arzt feststellen, wie groß die Wasseransammlung ist. Manchmal stellt er auch fest, daß sich nicht nur in der freien Bauchhöhle Wasser angesammelt hat, sondern auch im Gewebe, etwa im Bereich der Unterschenkel und der Knöchel. Dies ist ebenfalls ein Zeichen dafür, daß der Mangel an Serumeiweiß ausgeprägt ist.

Es muß nun versucht werden, durch vorsichtige Gabe von wasserausschwemmenden Medikamenten und insbesondere durch Verordnung von kochsalzarmer Diät diese Wasseransammlungen wieder aus dem Körper zu entfernen. Hierbei wird man sehr vorsichtig vorzugehen haben, denn wir wissen, daß nur ein bestimmter Teil dieses Wassers pro Tag schadlos entfernt werden darf. Man kann davon ausgehen, daß bei Bauchwassersucht allein etwas weniger als ein halber Liter pro Tag durch ausschwemmende Maßnahmen entfernt werden kann, bei gleichzeitig bestehender Wasserablagerung im Gewebe etwa ein Liter. Wird durch drastische Maßnahmen mehr Flüssigkeit aus dem Körper entfernt, so wird dadurch lediglich die Blutflüssigkeit verringert. Damit nimmt die gesamte Blutmenge ab, und das Blut wird eingedickt, was schwerwiegende Folgen auf den Kreislauf hat. Das Pumpvolumen des Herzens kann abnehmen und ebenfalls die Nierenfunktion. Um dies zu vermeiden, werden tägliche Gewichtskontrollen notwendig. Registriert der Kranke eine Gewichtsabnahme von etwa 1 Pfund pro Tag, so ist das richtige Maß der Wasserausscheidung gefunden. Aus dieser Schilderung wird auch deutlich werden, daß ein Ablassen der Aszites durch Bauchdeckenpunktion, wie es früher, vor der Ära ausschwemmender Medikamente, ausschließlich möglich war, heute nur noch bei Behinderung von Atmung oder Nahrungsaufnahme durch eine extreme Aszitesmenge eingesetzt wird. Denn bei Entfernung einer größeren als der oben genannten Menge wird sich die zusätzlich der Bauchhöhle entnommene Flüssigkeit auf Kosten des Blutflüssigkeitsvolumens schnell wieder nachbilden.

Ist die ausschwemmende Behandlung erfolgreich gewesen und alles Wasser aus dem Körper entfernt, so stellt sich die Frage, wie eine erneute Aszitesbildung zu verhindern ist. Dies kann durch die tägliche Einnahme geringer Mengen schonend wirksamer ausschwemmender Medikamente erreicht werden, wobei eine kochsalzarme Nahrung von nicht zu unterschätzender Bedeutung ist.

Nur in ganz wenigen Ausnahmefällen ist die Behandlung nicht erfolgreich, und es muß nach anderen Mitteln gegriffen werden. Hier wurden in den letzten Jahren aus chirurgischer Sicht neue Maßnahmen empfohlen. Es handelt sich dabei um ein operatives Einbringen einer Verbindung zwischen Aszites und oberer Hohlvene. Diese Verbindung (engl.: Shunt) trägt ein Ventil, das sich immer nur dann öffnet, wenn zwischen Aszites und dem Blutdruck in der Vene ein Gefälle entsteht. Dies entsteht z. B. bei der Einatmung. Somit werden immer kleine Mengen des Aszites in die Blutbahn gebracht und können von dort über die Niere ausgeschieden werden. Die Erfahrungen mit dieser Maßnahme, die von dem englischen Arzt LEVEEN angegeben wurde, sind recht erfolgversprechend. Es muß aber von Fall zu Fall entschieden werden, ob der Patient auch für eine solche operative Maßnahme geeignet ist. Hierzu bedarf es einer Untersuchung der Aszitesflüssigkeit auf den eventuellen Gehalt von Stoffen, die bei einer intravenösen Gabe schädlich sein können.

Eine weitere Methode ist die, daß mittels einer Filterapparatur, ähnlich einer künstlichen Niere, reines Wasser aus dem Aszites entfernt wird und die restliche eiweißhaltige Flüssigkeit vor einem Einbringen in die Vene (um den Eiweißverlust möglichst gering zu halten) an Membranen gereinigt wird. Gelegentlich sind diese Maßnahmen hilfreich, sie sind aber nicht allgemein üblich.

Leber und Alkohol

Bei der Besprechung der Fettleber und auch der Leberzirrhose wurde darauf hingewiesen, daß ein Übermaß an Alkohol Ursache für diese Erkrankung sein kann. Da wir heute wissen, daß der Alkohol für den überwiegenden Teil akuter und chronischer Lebererkrankungen verantwortlich ist, soll ihm hier ein besonderes Kapitel gewidmet werden. Vielen ist nämlich nicht bewußt, daß Alkohol schon in einer täglichen Menge schädlich wirkt, die nicht zur Trunkenheit oder Trunksucht führen muß.

Aus Untersuchungen über den Abbau des Alkohols im Organismus wissen wir, daß die Leber dabei die zentrale Rolle zu erfüllen hat. Dabei baut sie den Alkohol vorrangig ab und vernachlässigt damit andere ihr obliegende Funktionen. Dies wird insbesondere bedeutsam für die Rolle der Leber im Fettstoffwechsel. Sie vernachlässigt diese Aufgabe und speichert das ihr angebotene Fett in der Leberzelle, um es irgendwann später zu verwenden, wenn ihr kein weiterer Alkohol angeboten wird. Somit ist der erste schädigende Einfluß von Alkohol auf die Leber daran zu erkennen, daß sich Fett in der Leberzelle ablagert. Im Kapitel über die Fettleber wurde dies bereits erwähnt.

Somit ist die Fettleber erstes Anzeichen dafür, daß dem Organismus zuviel Alkohol angeboten wurde. Hieraus nun muß noch keine ernsthafte Leberschädigung resultieren, wenn der Betroffene seinen Alkoholkonsum für längere Zeit einstellt. Während dieser Zeit kann die Leber das gespeicherte Fett verarbeiten. Im weiteren sollte Alkohol nur in deutlich geringerem Maß genossen werden. Der Betroffene sollte die eindringlichen Ermahnungen seines Arztes ernst nehmen. Tut er dies nämlich nicht und nimmt Alkohol in gewohnter Menge zu sich, so droht ihm eine weitere Leberschädigung, nämlich die alkoholische Hepatitis, die bereits erwähnt wurde. Eine solche Hepatitis mag ihn mit Gelbsucht, Fieber und Krankheitsgefühl treffen, kann aber auch unbemerkt entstehen. Bemerkt er sie, so kann ihn eine langfristige Alkoholkarenz vor einer chronischen Leberschädigung schützen. Bemerkt er sie nicht, oder will er sie nicht wahrnehmen, so droht ihm bei fortgesetztem Alkoholgenuß unweigerlich die Entwicklung einer Leberzirrhose. Wir wissen nämlich heute, daß entzündliche Reaktionen, bedingt durch oder auf dem Boden einer alkoholisch verursachten Fettleber, den Weg in die Leberzirrhose bahnen.

Es gibt genug Untersuchungen, aus denen abzulesen ist, welche Mengen Alkohol pro Tag als schädlich anzusehen sind.

> Männer sollten nicht mehr als 60 g reinen Alkohol zu sich nehmen, bei Frauen ist diese Dosis wesentlich geringer. Mengen von 20 g pro Tag wurden genannt. Um die nicht unbedingt leberschädliche tägliche Alkoholzufuhr leichter einschätzen zu können, kann zu grober Orientierung davon ausgegangen werden, daß in jeweils einem Liter Branntwein 300 g Alkohol enthalten sind, in Wermut 120 g, in Wein 75 g und in Bier 31 g.

Das Risiko, eine alkoholische Leberschädigung zu entwickeln, ist freilich auch abhängig von der Dauer des täglichen Alkoholverzehrs. Viel Alkohol in wenigen Jahren kann ebenso zur Leberzirrhose führen wie wenig über den genannten Grenzen liegender täglicher Alkoholverzehr über viele Jahre. Es ist nicht nur empfehlenswert, Alkohol höchstens in der als derzeit ungefährlich angesehenen Menge zu sich zu nehmen, sondern auch an mindestens 1 oder 2 Tagen der Woche völlig alkoholabstinent zu leben. Einem mit Lebererkrankungen besonders befaßten Arzt ist es ein Dorn im Auge, daß in besonderen Berufsschichten beispielweise Bier regelmäßig in Arbeitspausen oder auch gelegentlich während der Arbeit genossen wird. Dieser Bierkonsum wird vielleicht zwar nicht zu einem Zustand der Trunkenheit führen, aber sehr wahrscheinlich zu einer Leberschädigung. Aus ärztlicher Sicht fragt man sich, warum Auszubildende bereits morgens zum Getränkemarkt geschickt werden, um Bier als Getränk zum Frühstücksbrot einzukaufen.

- Muß eigentlich jede Baustelle durch ausgetrunkene Bierflaschen markiert werden?
- Kann eigentlich ein Fußballspiel im Stadion oder vor dem Fernsehschirm nur mit Alkohol genossen werden?
- Warum gehört Alkoholkonsum nahezu zum Status gewisser Berufe?

Die Beantwortung dieser Fragen und die sich daraus ergebenden Konsequenzen sind sicher ein guter Weg, das Maß alkoholischer Leberschädigungen zu verringern. Derzeit hat die Zahl alkoholbedingter organischer Schädigungen am gesamten Krankengut der im Krankenhaus zu behandelnden Patienten eine allgemein nicht mehr zu vertretende Zahl erreicht. Die Kosten für Behandlung und Arbeitsausfall werden von der Gemeinschaft getragen. Man fragt sich, ob dies der alkoholkonsumierende Erkrankte vor der Gemeinschaft und vor sich vertreten kann.

Im Rahmen dieses Kapitels wurde nur die alkoholbedingte Leberschädigung erwähnt. In einem anderen Kapitel, in dem es um Erkrankung der Bauchspeicheldrüse geht, wird eine vergleichbare Problematik deutlich. Auch in diesem Kapitel wird gefragt werden, warum diese häufig chronischen Erkrankungen der Bauchspeicheldrüse als Folge von vermehrtem Alkoholkonsum nicht durch Einsicht einzudämmen sind.

Mit diesen Fragen und Mahnungen soll dem nichtbetroffenen Leser die Freude an einem Schoppen Wein oder einem Glas Bier nicht genommen werden. Es soll aber deutlich gemacht werden, daß alkoholische Getränke, gedanken- und maßlos konsumiert, schädlich sind. Bier oder andere alkoholische Getränke als »Berufsgetränk« zu verwenden, ist aus ärztlicher Sicht zu verurteilen.

Die medizinische Erfahrung hat gelehrt, daß ein großer Teil von Alkoholabhängigen aus eigener Kraft nicht in der Lage ist, die Sucht zu überwinden. Jeder entsprechend Betroffene sollte diese Unfähigkeit seinem

Arzt kundtun. Es können ihm Wege gezeigt werden, wie er sich von dieser Last befreien kann. Der behandelnde Arzt weiß nämlich, daß es auch Alkoholkranke gibt, die unter ihrer Abhängigkeit leiden. Ihnen kann geholfen werden, und sie sollten diese Hilfen bereitwillig annehmen.

Leberschäden durch Medikamente (toxische Leberschäden)

In den letzten Jahren ist durch eine große Zahl wissenschaftlicher Arbeiten auf einen Zusammenhang zwischen Medikamenten und dem Auftreten von Leberschäden hingewiesen worden. Bedingt durch die Stoffwechselaufgabe der Leber und ihre Entgiftungsfunktion ist sie fast immer beteiligt, wenn dem Organismus Medikamente angeboten werden. Die meisten Medikamente sind nämlich in der Form, in der wir sie einnehmen, nicht in Wasser, sondern nur in Fett löslich. Die Leber wandelt sie nun in wasserlösliche Stoffe um, damit sie entweder über die Niere oder die Galle wieder ausgeschieden werden können. Hierzu besitzt sie in den kleinen Zellorganen ein besonderes System von Fermenten. Manchmal entstehen erst bei diesem Prozeß Abbauprodukte, die die Leber selbst schädigen können. Bei manchen Medikamenten ist eine Leberschädigung vorauszusehen, wobei diese häufig abhängig ist von der eingenommenen Menge. Bei anderen Medikamenten dagegen ist eine Leberschädigung nicht voraussehbar und tritt nur gelegentlich auf. Warum in diesen Fällen eine Schädigung eintritt, ist heute noch nicht bekannt.

Der arzneimittelbedingte Leberschaden ist sehr unterschiedlich. Gelegentlich führt er nur zu einer Ausscheidungsstörung für Bilirubin, in anderen Fällen kommt es zu einem Untergang von Leberzellen, in wieder anderen ist das Krankheitsbild von einer Hepatitis nicht zu unterscheiden. Häufig findet sich auch eine Verfettung von Leberzellen.

Es ist nicht immer leicht herauszufinden, ob eine Leberschädigung durch ein Medikament verursacht ist oder nicht. Freilich führt die feingewebliche Untersuchung der Leber häufig auf die richtige Fährte, der endgültige Beleg aber steht meistens aus. Hier muß dann unter strenger ärztlicher Kontrolle die verdächtige Substanz in kleiner Menge noch einmal gegeben werden. Man kann dann an Veränderungen bestimmter blutchemischer Werte erkennen, ob dieses Medikament für den Betroffenen leberschädlich ist oder nicht. Wird dies nachgewiesen, muß er in Zukunft ein Medikament dieser Gruppe meiden.

Substanzen, die zu einer Leberschädigung führen können, lassen sich in fast allen Gruppen von Medikamenten finden, so unter Medikamenten, die für die Heilung der Tuberkulose notwendig sind, unter Antibiotika, Narkosemitteln und Medikamenten, die bei seelischen Erkrankungen eingesetzt werden. Damit ist allerdings nocht nicht gesagt, daß ihr Einsatz generell abzulehnen ist. Wir brauchen diese Medikamente, um andere ernsthafte Erkrankungen zu heilen. Aus der Kenntnis um ihre mögliche, auch die Leber schädigende Nebenwirkung sollte der Schluß gezogen werden, daß *nur unter ärztlicher Kontrolle und auf ärztliche Verschreibung Medikamente eingenommen* werden. Nur so kann verhindert werden, daß ernsthafte Schäden zurückbleiben. Eine solche Überwachung ist auch notwendig, um überhaupt diese Nebenwirkungen eines Medikamentes kennenzulernen. Häufig schon wurde die Konsequenz daraus gezogen, die Substanz nicht mehr zu verwenden. Somit kann nicht nur für den einzelnen Schaden verhütet werden, sondern unter Umständen auch für viele andere.

In diesem Zusammenhang sei auch kurz genannt, daß es *gewisse Umweltgifte* gibt, die die Leber schädigen können. So kann z.B. Vinylchlorid, eine Substanz, die bei der Kunststoffherstellung entsteht, zu einer Vermehrung des Bindegewebes in der Leber führen, weswegen am Arbeitsplatz den entsprechenden Schutzempfehlungen strikt Folge zu leisten ist. Wir wissen auch, daß Tetrachlorkohlenstoff, eine Substanz die in manchen Fleckentfernungsmitteln enthalten ist, die Leber schädigen kann. Es gilt daher, mit solchen Mitteln vorsichtig umzugehen und auch beim eventuell notwendig werdenden Gebrauch größerer Mengen – besonders in geschlossenen Räumen – während und nach Gebrauch gut zu lüften.

Leber und orale Antikonzeptiva

Ähnlich wie bei den oben besprochenen unerwünschten Nebenwirkungen von Medikamenten auf die Leber können auch die Hormone die Leber schädigen, die zur Schwangerschaftsverhütung eingenommen werden. Häufig sind es erst die im Körper entstandenen Umbauprodukte, die diese Wirkung entfalten. Im wesentlichen anzuschuldigen sind die dabei entstehenden Östrogene. Sie führen unter Umständen zu einer Störung der Galleausscheidung durch die Leberzelle, und Gelbsucht und Hautjucken können die Folgen sein. Beobachtungen in verschiedenen Ländern haben gezeigt, daß eine gewisse Erbanlage für diese Nebenwirkung mit im Spiel sein dürfte. Häufig sind die Frauen betroffen, die bereits bei einer normalen Schwangerschaft phasenhaft eine Gelbsucht bekommen haben. Im allgemeinen bildet sich diese Störung der Galleausscheidung nach Absetzen der Pille spontan zurück, ohne bleibende Schäden an der Leber zurückzulassen. Die Einnahme der Pille sollte daher immer unter ärztlicher Kontrolle bleiben.

Neben dieser Ausscheidungsstörung für das Bilirubin kann die Pille aber auch zu einer anderen Schädigung der Leber führen, die wesentlich ernsthafter zu beurteilen ist. Durch die Einnahme der Hormone kommt es nämlich zu einer vermehrten Neigung zur Thrombose. Dies beruht darauf, daß ein von der Leber gebildeter antithrombotischer Schutzstoff nicht mehr in genügender Weise hergestellt wird. Gelegentlich können sich solche Thrombosen in den abführenden Venen der Leber abspielen. Dies hat ernsthafte Folgen für das gesamte Organ, da ja dann kein Blut mehr die Leber verlassen kann. Durch Blutstau schwillt die Leber an, und es entwickelt sich eine Bauchwassersucht. Hier muß rasch eingegriffen werden und versucht werden, durch thrombenauflösende Mittel dieses Hindernis zu beseitigen. Allerdings gelingt dies häufig nicht mehr.

Diese genannten Möglichkeiten einer Leberschädigung durch die Pille machen verständlich, warum bei bereits bestehender Lebererkrankung von der Einnahme oraler Antikonzeptiva abgeraten wird.

Leber und Schwangerschaft

Gelegentlich tritt die Frage auf, ob eine normale Schwangerschaft bei bestehender Lebererkrankung für das Organ schädlich ist, oder ob durch die Leberschädigung eine Beeinträchtigung der Frucht eintreten kann. Aus allen bisher hierzu durchgeführten Untersuchungen ergibt sich weder für das eine noch für das andere ein konkreter Hinweis. Somit ist eine Schwangerschaftsunterbrechung auch nicht entsprechend zu begründen.

Bei Müttern, die eine chronische Hepatitis-B-Infektion haben oder dieses Virus in sich tragen, ohne auch leberkrank zu sein, kann das Kind während der Geburt sich am mütterlichen Blut infizieren. Hier wird man natürlich das Kind unmittelbar nach der Geburt aktiv und passiv impfen, worauf schon bei der Besprechung der Impfprophylaxe eingegangen wurde.

Behandlungsmaßnahmen

Allgemeine Behandlungsmaßnahmen

Bei der Besprechung der einzelnen Erkrankungsbilder wurde schon einiges über die Behandlung gesagt, soweit es die spezielle Erkrankung betrifft. Hier nun sollen einige grundsätzliche Anmerkungen gemacht werden.

Bettruhe hatte früher einen hohen Stellenwert in der Behandlung von Lebererkrankungen. Wir wissen heute, daß keine der eigentlichen Lebererkrankungen sich durch Bettruhe heilen läßt. Bettruhe, soweit sie nicht aufgrund mangelnden Wohlbefindens vom Patienten selber eingehalten wird, hat eher einen allgemeinen Trainingsverlust zur Folge. Somit steht aus ärztlicher Sicht nichts dagegen, daß sich der Leberkranke gemäß seiner körperlichen Leistungsfähigkeit belastet. Es wird daher auch nur noch in Einzelfällen durch den Arzt Bettruhe verordnet werden, unter Umständen etwa bei Patienten mit Neigung zu Bauchwassersucht in der ersten Zeit der Behandlung.

Bis vor noch nicht allzu langer Zeit war auch *Diät* grundsätzlich ein wesentlicher Faktor in der Behandlung von Lebererkrankungen. Sie wurde mittels gedruckter Diätvorschriften streng gehandhabt und ließ dem Patienten oft nur einen geringen Spielraum innerhalb des vorgeschriebenen Diätplans. Mit zunehmender wissenschaftlicher Erkenntnis hat sich aber gezeigt, daß dieses Diätverhalten – von den in den speziellen Fällen genannten Ausnahmen abgesehen – den Gesundheitsprozeß nicht fördert. Es hat sich auch nicht bestätigt, daß durch bestimmte Nahrungsbestandteile die Leber geschädigt werden kann. So entbehrt die allgemeine Auffassung, Fett sei für die erkrankte Leber nicht zuträglich, jeder Tatsache. Die Frage eines Lebererkrankten nach entsprechenden Diätratschlägen wird daher heute so beantwortet werden, daß er entsprechend seinen persönlichen Verträglichkeiten seine Eßgewohnheiten beibehalten kann.

Lediglich gewisse *grundsätzliche Überlegungen* sollten bei der Zusammenstellung seiner Nahrung berücksichtigt werden. Jeder Organismus braucht zur Aufrechterhaltung seiner Eiweißbilanz eine tägliche Eiweißzufuhr von 1 g/kg Körpergewicht. Diese Menge sollte durch hochwertiges Eiweiß gedeckt werden. So ist z.B. Milcheiweiß als hochwertig und für den Körper als gut aufschlüsselbar anzusehen. Es ist also nicht notwendig, daß der Kranke seinen Eiweißbedarf nur durch den Genuß von Fleisch deckt, sondern es reicht völlig aus, wenn er täglich eine bestimmte Menge Milcheiweiß, z.B. in Form von Quark zu sich nimmt. Es sollte daher – wie bei allen derartigen Empfehlungen – nicht dazu führen, daß die Quarkmahlzeit zu einer Zwangshandlung wird und sich der Kranke zu einem Quarkneurotiker erzieht. Er sollte lediglich Quark als günstige Eiweißquelle ansehen. Dies ist auch eher ein allgemeiner Vorschlag, der nicht speziell auf Leberkranke gemünzt ist.

In manchen Verbotslisten sind Nahrungsmittel enthalten, die zur vermehrten Darmblähung führen können. Es gibt sicher eine große Zahl von Patienten mit Lebererkrankungen, bei denen diese Speisen Beschwerden auslösen. Amerikanische Wissenschaftler haben aber gefunden, daß auch bei Erkrankungen anderer Art eine gleiche Anzahl von Patienten zu finden ist, denen diese Speisen nicht bekömmlich sind. Wer sich genau kennt, weiß, ob ihm die eine oder andere Art der Nahrungszusammensetzung Beschwerden macht oder nicht. Er sollte demnach das auswählen, was er persönlich verträgt. Schädigende Wirkung auf die Leber jedenfalls ist nicht zu erwarten, wenn er als »unzuträglich« angesehene Nahrungsmittel zu sich nimmt.

Auf einige Besonderheiten sei aber dennoch – auch an dieser Stelle – noch einmal hingewiesen. Zu Beginn einer Hepatitis besteht bei dem Patienten oft Übelkeit und Brechreiz, wie bereits anfänglich gesagt. Er meidet in dieser Phase jegliche Nahrungsaufnahme. Diesem Bedürfnis sollte nachgegeben werden, allerdings ist auf eine ausreichende Flüssigkeitszufuhr zu achten, die am besten in Form von leicht gesüßtem Tee und Mineralwasser erfolgen sollte. Kehrt der Appetit wieder, so steht einer erneuten Nahrungsaufnahme nach Wunsch nichts im Wege. Bei gewissen Formen der Leberzirrhose, bei denen sich Umgehungskreisläufe entwickelt haben, besteht eine vermehrte Empfindlichkeit gegen Eiweiß, worauf ebenfalls hingewiesen wurde. Es wurde an der Stelle auch gesagt, daß in solchen Fällen Vorsicht bei der Aufnahme von Eiweiß notwendig ist. Hier bedarf es einer engen Zusammenarbeit mit dem Arzt, der die entsprechende Eiweißverträglichkeit des Erkrankten prüfen wird und auch beratend bei der Kostzusammenstellung mitwirkt. Einige Vorschläge sind im Anhang dieses Buches zu finden.

Den Patienten, bei denen sich eine *Bauchwassersucht* entwickelt hat, wird der Arzt zur Unterstützung der wasserausschwemmenden Medikamente eine kochsalzarme Kost verordnen. Hierbei reicht es aus, daß die Patienten vermeiden, ihre Speisen zusätzlich zu deren Eigengehalt an Kochsalz nachzusalzen. Darüber hinaus sollten sie darauf achten, stark gesalzene fertige Nahrungsmittel nicht zu essen. Für manche kann diese Vorschrift die Lust am Essen nehmen, da es ihm zu fad erscheint. Dann kann er auf andere Gewürze ausweichen, oder er kann von Fall zu Fall zusammen mit seinem Arzt prüfen, ob gewisse Diätsalze zuträglich sind. Im wesentlichen kommt es ja darauf an, das Natrium in der Kost zu vermeiden, da es Wasser im Körper bindet.

Unter der *physikalischen Behandlung* von Lebererkrankungen verstehen wir Bäder, Massagen und Wickel. Der Sinn dieser Maßnahmen besteht nicht darin, einen direkten therapeutischen Wert auf die Leber auszunutzen, sondern diese Maßnahmen können dazu beitragen, den Allgemeinzustand der Patienten zu bessern. Der Gedanke, daß sich z.B. durch feuchte warme Leberwickel die Leberdurchblutung verbessern ließe, hat sich bei entsprechend wissenschaftlich ausgerichteten Untersuchungen nicht bestätigt. Es gibt aber einige Patienten, bei denen unbestimmte Oberbauchbeschwerden durch Maßnahmen dieser Art gelindert werden. Daher gilt für diese Behandlung, daß sie zwar durchgeführt werden kann, aber nicht durchgeführt werden muß. Ist ein Patient beschwerdefrei und hat er eventuell sogar eine Abneigung gegen die Durchführung solcher Maßnahmen, so darf er sie ruhig unterlassen.

Es gibt eine große Zahl von Kurorten, die auf die Behandlung von Leber- und Gallenleiden spezialisiert sind. Die Kuren können entweder in von Leberspezialisten geleiteten Sanatorien durchgeführt werden oder auch als sog. freie Kuren, wobei der Patient in einer normalen Pension wohnt und zu entsprechenden Kontrollen in die Arztpraxis geht. Sinn dieser Kurbehandlung ist es, entweder nach einem längeren Krankenhausaufenthalt wegen seiner klinisch zu behandelnden Lebererkrankung noch eine fachgerechte Nachbehandlung zu bekommen oder in einer erholsamen Umgebung die Körperkräfte wieder zu stärken. Dies besagt gleichzeitig, daß eine Kurortbehandlung für Patienten mit erheblich aktiver Lebererkrankung als erste Maßnahme nicht geeignet ist. Diese Patienten gehören zuerst in ein Krankenhaus und dann in einen Kurort.

Die vielfach verordneten Trinkkuren während des Kuraufenthaltes sollen dazu beitragen, einen eventuell veränderten Mineralhaushalt des Kranken auszugleichen. Inwieweit dies sinnvoll ist, soll hier nicht entschieden werden. Gewisse Brunnen haben eine etwas abführende Wirkung, so daß eine bessere Verdauung zum Wohlbefinden des Patienten beiträgt.

Spezielle Behandlungsmaßnahmen

In diesem Abschnitt soll noch einmal zusammenfassend über spezielle Behandlungsmaßnahmen bei Lebererkrankungen gesprochen werden.

Jedem Leberkranken ist bekannt, daß das Spektrum von Medikamenten, die als Lebertherapeutika gedacht sind, groß ist. Ein Teil dieser Medikamente basiert auf Vitaminkombinationen unterschiedlicher Zusammensetzung oder enthält einige chemische Substanzen, die in den gestörten Stoffwechsel der Leberzelle positiv eingreifen sollen. Der effektive Nutzen dieser Medikamente ist noch nicht eindeutig belegt. Man wird sich daher bei der Behandlung von Lebererkrankungen nicht alleine auf diese Medikamente verlassen, sondern eher auf Medikamente mit hohem spezifischen Wirkungsgrad, die dann je nach Art der Erkrankung gezielt eingesetzt werden.

Solche Medikamente sind im wesentlichen Kortisonderivate, also chemische Abwandlungen des normalerweise von der Nebenniere gebildeten Hormons. Durch die chemische Umwandlung ist es gelungen, den entzündungshemmenden Effekt des natürlichen Hormons zu verstärken, gleichzeitig aber andere Hormonwirkungen zu verringern, damit unter der Behandlung keine Störungen des allgemeinen Hormonhaushaltes und deren Auswirkungen auftreten. Ganz können diese Effekte allerdings nicht ausgeschlossen werden, so daß es zu Nebenerscheinungen bei dieser Behandlung kommen kann, die aber durch Änderungen in der Dosierung beherrscht werden können. Erwünschte Effekte der Kortisonbehandlung sind die Rückdrängung der entzündlichen Erscheinungen in der Leber und gleichzeitig eine Abschwächung überschießender Immunreaktionen im Entzündungsgebiet. Unerwünscht, aber tolerabel ist eine Neigung zu vermehrtem Fettansatz und eine Beeinflussung des Kohlenhydratstoffwechsels (Blutzuckererhöhung). Bei zu hoher Dosierung kann es darüber hinaus auch noch zu einer Entkalkung im Knochen kommen. Eingesetzt werden diese Medikamente bei gewissen Formen der chronischen Hepatitis, die anfänglich besprochen wurden. Unter der Behandlung kommt es oft relativ rasch zu einem Rückgang der Gelbsucht und zu einem Abfall der Transaminasen. Nach Eintreten dieses Effektes kann von der anfänglich gewählten höheren Dosierung rasch auf eine nebenwirkungsfreie Dosis zurückgegangen werden. Diese geringe Dosierung muß dann über einen langen Zeitraum, wenn nicht für Jahre, eingenommen werden. Es wurde ja mit dem Medikament nur erreicht, daß die Körperantwort auf den Krankheitsprozeß sich abschwächt; die eigentliche auslösende Ursache wird damit nicht bekämpft. Wird daher zu früh oder ohne Beratung mit dem Arzt das Medikament abgesetzt, kann es zu Rückfällen der Lebererkrankung kommen.

Bei einigen Patienten wird aufgrund von Nebenwirkungen die Einnahme von Kortisonderivaten kritisch. Dies ist für den Arzt keine einfache Situation, denn einmal bedeutet Kortison die einzige Möglichkeit, eine Lebererkrankung zu behandeln, auf der anderen Seite wird er aber die Unzumutbarkeit erkennen. Hier gibt es nun die Möglichkeit, Kortison einzusparen dadurch, daß zusätzliche sog. immunsuppressiv (Abwehr-unterdrükkend) wirkende Medikamente gegeben werden, worunter sich die Kortisondosis dann verringern läßt. Bei diesen immunsuppressiv wirkenden Medikamenten handelt es sich um Substanzen, die toxisch auf das lymphatische System einwirken. Dieses kann dann nur noch in geringem Maße seine hier unerwünschte Wirkung auf die Leber ausüben. Allerdings, diese Medikamente können in höherer Dosierung selbst schädlich auf die Leber wirken. Somit ist auch für sie der Dosierungsspielraum klein. Die Kombination von Kortikosteroiden und spezifisch immunsuppressiv wirkenden Medikamenten wird daher nur in Ausnahmefällen gewählt werden.

Es hat eine Reihe von Untersuchungen gegeben, ob eventuell bei chronischer Hepatitis Kortisonderivate besser wirken als Immunsuppressiva und umgekehrt. Bei diesen Untersuchungen ist aber einheitlich zutage getreten, daß derzeit die beste Therapie die mit Kortisonderivaten ist. Es gilt derzeit als Maßstab, daß Kortison nur dann verwendet werden soll, wenn einschlägige Laboratoriumsbefunde das Vorliegen einer immunologisch bedingten Lebererkrankung belegen. Bei chronischer Hepatitis durch Virusinfektionen haben diese Medikamente keinen Platz, sie verhindern eher, daß sich der Körper vom Virus langsam befreit.

Bei chronischer virusbedingter Lebererkrankung wird derzeit versucht, durch Gabe von körpereigenen Wirkstoffen, die bei der Virusausmerzung eine Rolle spielen (sog. Interferone), therapeutische Erfolge zu erzielen. Ein endgültiges Urteil über diese Therapieform ist aber noch nicht gefällt.

Diese zusammenfassende Schilderung der Behandlungsmöglichkeit von Lebererkrankungen dürfte gezeigt haben, daß in den letzten Jahren manche Änderungen erfolgt sind. Diese Änderungen zielten darauf ab, in ihrem Effekt nicht eindeutig erwiesene Heilvorschläge aus dem Behandlungsplan zu streichen, damit nicht für den Erkrankten falsche Hoffnungen geweckt werden. Andererseits hat der gezielte Einsatz von nachgewiesen wirksamen Medikamenten dazu geführt, für viele Patienten eine wesentliche Beeinträchtigung ihres Lebens oder die Entwicklung einer therapeutisch nur schwer zugänglichen Leberschädigung zu verhindern. Mit Medikamenten alleine aber ist das Problem der Lebererkrankungen nicht zu lösen. Wichtig ist der rechtzeitige Gang zum Arzt, um eventuelle Erkrankungen in ihren Frühphasen zu erkennen, während derer ja die ärztliche Behandlung noch am erfolgversprechendsten ist. Weiterhin muß in das Bewußtsein dringen, daß mit dem zunehmenden Alkoholgenuß sich eine große Zahl von Menschen erst zu Leberkranken gemacht haben.

Gallenwege

Bau, Funktion und Funktionsstörungen

Es wurde eingangs bei der Schilderung von Bau und Funktion der Leber bereits auf das Gallengangssystem eingegangen, da es im Grunde ein integrierter Organbestandteil ist. Im folgenden sollen einige Einzelheiten näher erläutert werden.

Zum *Gallenwegssystem* gehören die kleinsten und kleinen *Gallengänge (Canliculi)*, die die gallengängigen Stoffe von der Leberzelle bis in den Hauptstamm der die Leber verlassenden Gallengänge, den sog. *Ductus hepaticus*, leiten, Über den *Gallenblasengang (Ductus cysticus)* fließt die Galle in die Gallenblase und bei Bedarf auch wieder in den Hauptgallengang zurück, der von dieser Aufzweigung bzw. Einmündung ab bis zur Mündung an der sog. *Vaterschen Papille* im oberen *Zwölffingerdarm Ductus choledochus* genannt wird.

Im Vergleich zu den komplizierten Aufgaben, welche die Leberzelle zu leisten hat, erscheint die der Gallenwege einfach. Sie haben aber dennoch eine sehr wichtige Funktion für den Organismus. Die regelrechte Funktion der Gallenwege und die der Leber ergänzen sich. Störungen der einen kann auch Störungen der anderen nach sich ziehen.

So besteht die eine Aufgabe darin, gallengängige, in der Leber gebildete Stoffe in den Darm abzuleiten und damit aus dem Körper zu eliminieren. Ein Teil dieser Stoffe, die *Gallensäuren*, haben zudem die Aufgabe, die Fettaufnahme zu ermöglichen. Da es sich bei diesen Gallensäuren um chemisch hoch komplizierte Substanzen handelt, geht der Organismus mit diesen Stoffen sparsam um. Sie werden im Darm teilweise wieder resorbiert und nehmen damit an einem Kreislauf zwischen Leber und Darm teil. Von den in der Gallenflüssigkeit enthaltenen Farbstoffen, die von der Leber aus dem roten Blutfarbstoff gebildet werden, gelangt ein großer Teil in den Stuhl, wodurch die dunkle Stuhlfarbe zu erklären ist.

Der Gallensaft wird in der Leber im wesentlichen in einem gleichmäßigen Fluß produziert. Benötigt wird aber zur Zeit der Nahrungsaufnahme eine größere Menge, um bei der Verdauung zur Verfügung zu stehen. Es wird daher ein größerer Anteil der Gallenflüssigkeit in der Gallenblase zurückgehalten, konzentriert und erst dann abgegeben, wenn Nahrung in den Darm tritt. Die Regulierung einer zeitgerechten Entleerung von Galle in den Darm wird mit Hilfe von nervösen Regulationssystemen und von Hor-

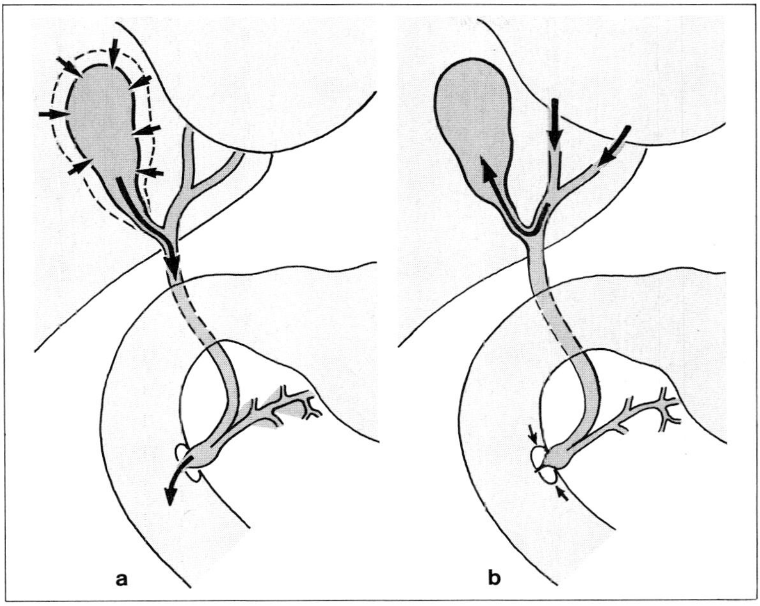

Abb. 5 Entleerungs- und Auffüllungsphase der Gallenblase. a Die Wand der gefüllten Gallenblase zieht sich von allen Seiten her zusammen, der Inhalt wird durch den offenstehenden Ringmuskel in den Darm hinein entleert. b Der Ringmuskel hat sich verengt und damit den Ausführungsgang verschlossen; die von der Leber herabfließende Gallenflüssigkeit füllt langsam die Gallenblase wieder auf.

monen bewirkt. Dies bedeutet, daß das Gallenwegssystem kein einfaches Drainagesystem ist, sondern als Organ angesehen werden kann.

Es finden sich in diesem System zur Gewährleistung seiner Funktion Muskelschichten in der Gallenblasenwand und entlang der Wände der Gallengänge und ein Ringmuskel an der Einmündungsstelle des großen Gallenganges in den Darm. So kann sich z.B. die Gallenblase bei einem entsprechenden Reiz (durch die Nahrung ausgelöst) kontrahieren und ihren Inhalt in den Darm entleeren. Damit sind die anatomischen Gegebenheiten geschaffen, mittels derer das Gallenwegssystem seiner periodisch zu verrichtenden Aufgabe gerecht werden kann. Notwendig ist aber auch, daß sich bei einer Kontraktion der Gallenblase der Schließmuskel an der Einmündung zum Darm erweitert, um den Durchgang frei zu geben. *Gallenblasenmuskulatur* und *Schließmuskel (Sphincter Oddi)* stehen also in einem stetigen Wechselspiel (Abb. 5). Ist dieses Wechselspiel etwa dadurch gestört, daß

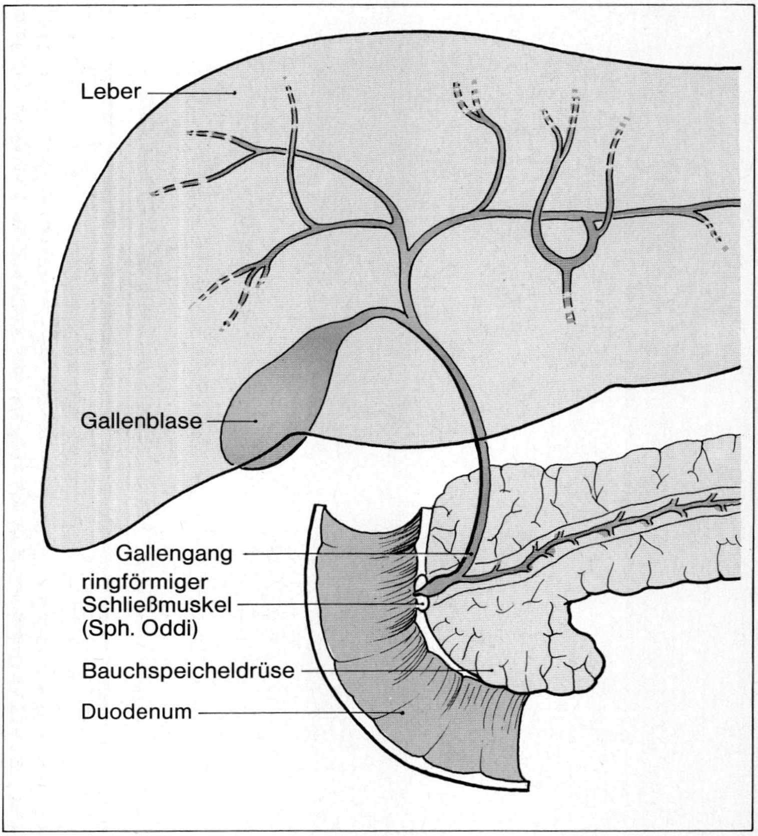

Abb. 6 a Schematische Darstellung des Gallengangssystems mit Leber, Bauchspeicheldrüse und Zwölffingerdarm, in den hinein die Gallenflüssigkeit abgeleitet wird.

im Gallengang ein Hindernis liegt, etwa ein Stein, so kontrahieren sich zwar die Gallenwege, die in ihnen enthaltene Gallenflüssigkeit kann aber nicht ordnungsgemäß abfließen. Es kommt zu einem Druckanstieg im *Gallengangssystem* (Abb. 6 a), und dies führt zu einem Beschwerdebild, das wir als Kolik bezeichnen. Die Schmerzen beginnen meist wellenförmig in der Gallenblasengegend und strahlen in den Rücken und in das rechte Schulterblatt aus. Da neben Steinen in den Gallenwegen auch andere Hindernisse zu solchen Attacken führen, kann aus der Kolik allein noch nicht auf die Ursache geschlossen werden. Es sind dazu spezielle Untersuchungsmethoden notwendig, auf die im folgenden Abschnitt eingegangen werden soll.

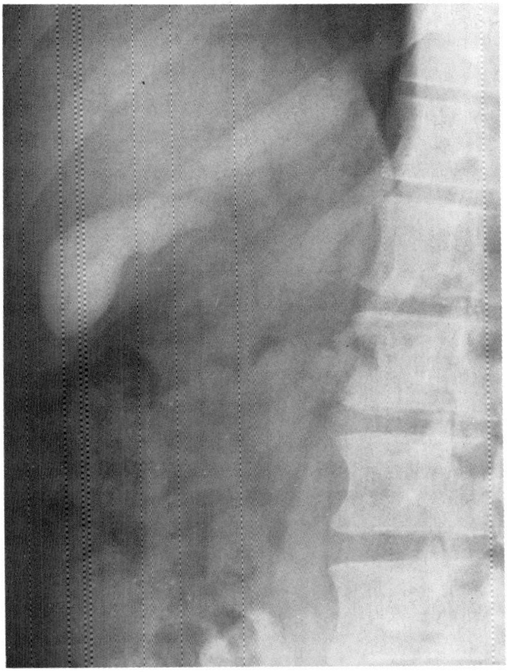

Abb. 6 b Radiologische Darstellung der Gallenwege. Darstellung eines normalen Gallengangssystems nach intravenöser Verabreichung von Röntgenkontrastmittel.

Untersuchungsmethoden

Röntgenuntersuchungen

Wie wir zu Beginn gesehen haben, gibt es Stoffe, die von der Leber nur über die Galle ausgeschieden werden. Diese Tatsache kann man nutzen, indem man einen solchen Stoff, der eine röntgendichte Eigenschaft hat, in den Organismus einbringt, von welchem die Substanz, das sog. Röntgenkontrastmittel, dann bald durch die Leberzelle in das Gallenwegssystem ausgeschieden wird. Wird zu diesem Zeitpunkt eine Röntgenaufnahme angefertigt, so stellen sich Gallenblase und Gallengänge auf dem Film dar, und anatomische Veränderungen werden sichtbar (Abb. 6 b). Am Ende einer solchen Untersuchung kann durch Gabe von Eigelb die Gallenblase zur Kontraktion gebracht werden. Am Ausmaß der erfolgten Kontraktion lassen sich dann eventuelle Funktionseinschränkungen ablesen.

Gelegentlich gibt es das Problem, daß sehr kleine Steine allseitig von Röntgenkontrastmitteln umflossen sind, und daß sie nicht als Aussparungen auf dem Film erscheinen. Hier muß man spezielle Röntgenaufnahmetechniken verwenden, die eine schichtweise Aufnahme des Gallengangssystems erlauben. Mit dieser Technik kann ein Stein der Entdeckung kaum noch entgehen.

Manchmal interessiert den Arzt nur, ob Veränderungen in der Gallenblase nachweisbar sind. Mit einer vereinfachten Untersuchungstechnik kann dies erreicht werden: Wird das Röntgenkontrastmittel nicht wie bei der oben besprochenen Untersuchung intravenös, sondern als Tablette gegeben, so reichert sich das durch den Darm aufgenommene Kontrastmittel in der Gallenblase an. Dieser Vorgang dauert natürlich wesentlich länger. Deshalb werden dem Kranken die Tabletten am Abend vor der Untersuchung zur Einnahme gegeben. Im Laufe der Nachtstunden wird das Mittel in die Gallenblase ausgeschieden. Am nächsten Morgen kann dann die Röntgenaufnahme erfolgen. Voraussetzung ist natürlich, daß der Kranke in dieser Zeit keine die Gallenblase reizenden Mahlzeiten zu sich nimmt, da ja sonst die Gallenblase entleert würde und damit auch das Kontrastmittel. Er muß also nüchtern zur Untersuchung kommen. Stellt sich die Gallenblase nämlich nicht dar, muß eine krankhafte Veränderung angenommen werden, die natürlich nicht vorliegt, wenn die Gallenblase infolge einer das Untersuchungsergebnis verfälschenden Mahlzeit entleert ist.

Während das erste Verfahren im wesentlichen unter Krankenhausbedingungen gewählt wird, ist das zweite Verfahren eine sehr gute Methode für die ärztliche Praxis. Vorbedingungen für diese Untersuchungen sind aber, daß die Gallenbildung intakt ist und keine Gelbsucht vorliegt, denn wir machen uns ja eine normale Funktion der Leber bei dieser Untersuchung zunutze. Dies ist aber durchaus nicht immer der Fall. Wie bereits zu Beginn erwähnt, stehen Gallensaftbildung und normal funktionierendes Ableiten in das Gallenwegssystem in enger Verbindung zu einander. So reduziert die Leber z. B. ihre Galleausscheidung, wenn in den Gallengängen ein Überdruck besteht. Dem Kranken wird dieser Vorgang deutlich, wenn er nach einer Gallenkolik am nächsten Tag etwa eine Gelbfärbung seiner Augen bemerkt.

Unter diesen Bedingungen können wir daher nicht erwarten, daß das Kontrastmittel ordnungsgemäß ausgeschieden wird. Man kann in dieser Situation, so lange noch keine allzugroße Erhöhung des Bilirubins stattgefunden hat, das Röntgenkontrastmittel zwar auch über eine längere Zeit intravenös als Infusion geben. Dabei wird pro Zeiteinheit immer nur so viel Röntgenkontrastmittel angeboten, wie die Leber auch tatsächlich verarbeiten kann.

Hat die Gelbsucht dagegen ein stärkeres Ausmaß erreicht – Werte um 5 mg% gelten in etwa als kritische Grenze – hat die intravenöse Kontrastmittelgabe keinen Sinn mehr. Unter diesen Bedingungen muß versucht werden, das Kontrastmittel direkt in die Gallenwege einzuspritzen. Hierzu kommen zwei Methoden zur Anwendung. Bei der einen bringt man das Kontrastmittel vom Darm aus ein, wobei mittels eines Endoskopes die Vatersche Papille sichtbar gemacht wird und dann durch das Endoskop ein Schlauch in den Gallengang eingeführt wird (Abb. 7 a u. 7 b). Diese Methode heißt *endoskopische retrograde Cholangiographie* (ERC). Diese Untersuchung mag für manchen Patienten unangenehm erscheinen, wenn er sich vorstellt, daß er erst einen Schlauch schlucken muß, ehe die eigentliche Untersuchung beginnen kann. Es sei hier aber dem Kranken gesagt, daß er durch Medikamente in einen Dämmerschlaf versetzt wird, so daß die Belästigung für ihn erträglich und auch zumutbar wird.

Das Komplikationsrisiko dieser Untersuchung ist sehr gering und liegt deutlich unter 1%. Als Komplikation kann auftreten, daß das in die Gallengänge eingebrachte Röntgenkontrastmittel aufgrund einer irgendwie gearteten Gangverlegung nicht mehr abläuft. Da die Untersuchung ja nicht unter sterilen Bedingungen durchgeführt werden kann – man führt ja das Endoskop durch die mit Keimen besiedelte Mundhöhle und den Rachen ein –, ist auch das in die Gallenwege eingebrachte Konstrastmittel unter Umständen infiziert. Fließt es schnell wieder ab, so ist eine solche Keimverschleppung unbedenklich. Bleibt es dagegen in den Gallengängen und vermischt sich mit Gallenflüssigkeit, so können sich diese Keime leicht vermehren und zu einer Gallengangsentzündung führen. Aus diesem Grunde ist dann eine relativ rasche operative Hindernisbeseitigung notwendig.

So schlimm sich dies anhören mag, von großer Bedeutung ist es nicht. Denn man muß sich ja immer vor Augen halten, daß in jedem Fall bei solch einem Befund eine Operation notwendig wird. Aus diesem Grunde spielt es letztlich keine große Rolle, ob im raschen Anschluß an die Untersuchung operiert wird oder erst nach Tagen. Im allgemeinen wird man aber dies schon vorher mit dem Patienten besprechen und auch schon Kontakt mit dem Chirurgen hergestellt haben.

So gut und so risikoarm sich mit dieser Methode Veränderungen an den Gallengängen feststellen lassen, so hat sie doch einen Nachteil: Die

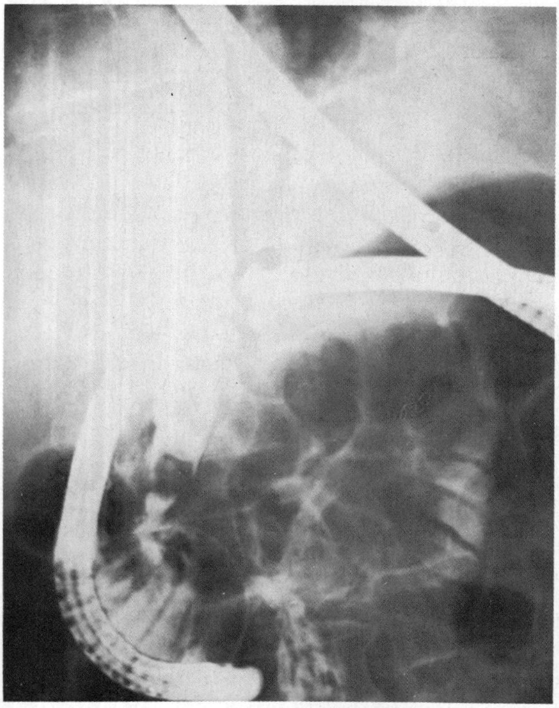

Abb. 7 a Röntgenologische Darstellung der Gallenwege. Darstellung der Gallengänge durch Einspritzen von Röntgenkontrastmittel in die Mündung des Gallenganges im Darm (Papilla Vateri). Der Ductus choledochus ist verbreitert und aufgestaut, die Aussparung ist bedingt durch einen großen Gallenstein, der den regulären Gallenfluß behindert und zu einer Stauungsgelbsucht geführt hat.

Untersuchung gelingt nämlich nur in etwa 65% der Fälle. In den restlichen kann aus verschiedenen Ursachen das Gallengangssystem nicht hinreichend dargestellt werden, um eine endgültige Diagnose zu erlauben. In diesen Fällen ist man daher gezwungen, einen anderen Weg zu suchen, um das Kontrastmittel in die Gallenwege einzubringen. Bei einer zweiten Methode mit diesem Ziel geht man nicht vom Darm aus in den Hauptgallengang ein, sondern es wird eine dünne Nadel von außen durch Haut und Lebergewebe bis zu einem Gallengang vorgeschoben, in den das Kontrastmittel zur Darstellung der Gallenwege eingespritzt wird. Diese füllen sich nach dem Prinzip der kommunizierenden Röhren. Wir sprechen bei dieser

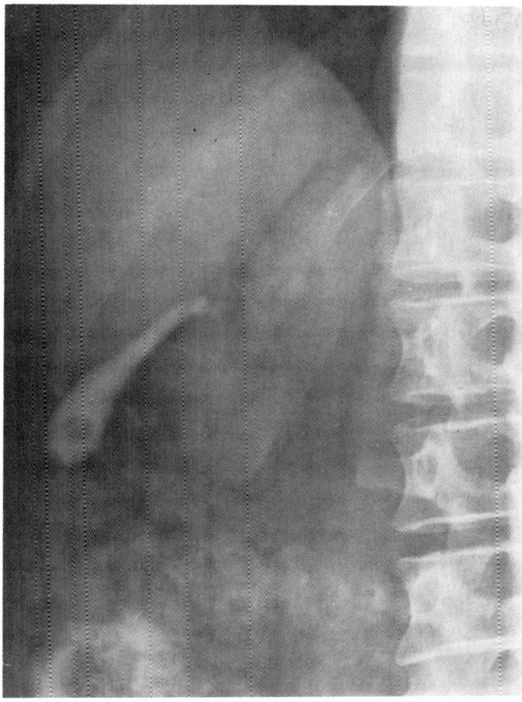

Abb. 7 b Einzelner großer Gallenstein innerhalb des Gallenblasenschattens, dargestellt durch intravenöse Gabe von Röntgenkontrastmittel.

Untersuchung von einer *perkutanen transhepatischen Cholangiographie (PTC)*, was mit lateinisch/griechischen Worten ausdrückt, daß die Nadel durch die Haut und durch die Leber eingeführt wird. Es wurde hier bereits das Stichwort Nadel erwähnt. Durch Erfindungen japanischer Ärzte haben wir heute eine äußerst biegsame, knapp millimeterdicke Nadel zur Verfügung, mit der diese Untersuchung einfach, schnell und risikoarm durchgeführt werden kann. Der Patient liegt hierzu in Rückenlage auf dem Röntgentisch. Unter Durchleuchtung wird der Einstichort an der seitlichen Brustwand direkt über der Leber aufgesucht. Nach örtlicher Betäubung der Einstichstelle wird dann die Nadel unter Röntgensicht in die Leber vorgeschoben. Während dieses wenige Sekunden dauernden Vorganges hält der Patient den Atem an. Danach kann er ruhig weiteratmen. Er spürt von der

Nadel in seiner Leber nichts. Durch Injektion kleinster Kontrastmittelmengen während des Vorschiebens der Nadel sieht der untersuchende Arzt auf dem Röntgenschirm sofort, wenn die Nadelspitze in einem Gallengang liegt. Bei erweiterten Gallengängen ist ein Erfolg mit dieser Untersuchung fast immer zu erzielen; sind die Gallengänge dagegen nicht erweitert, gelingt die Untersuchung naturgemäß nicht so sicher.

Erfahrungsgemäß ist die PTC für den Patienten wesentlich angenehmer als die ERC. Sie hat allerdings ein etwas höheres Komplikationsrisiko, da es sich ja um eine »blutige Methode« handelt. Wo beide Methoden zur Verfügung stehen, wird sie daher nur dann eingesetzt werden, wenn mittels ERC keine Diagnose möglich ist.

Man hört manchmal die Frage, warum denn überhaupt bei einem wahrscheinlich doch erst durch Operation zu kurierenden Leiden solche Untersuchungen durchgeführt werden. Der Chirurg hat ja nach dem Bauchschnitt die Verhältnisse klar vor Augen und kann je nach dem sich ergebenden Befund seine Operation einrichten. Dies scheint vordergründig plausibel. Man muß dabei aber bedenken, daß es für den Chirurgen wesentlich günstiger ist, wenn er bereits vor dem Eingriff weiß, was ihn erwartet. Ihm ist damit die Möglichkeit gegeben, den Eingriff im Detail vorzuplanen, und er braucht nicht zu fürchten, daß durch unerwartete Befunde ein als Routineoperation gedachter Eingriff unvorhergesehen ausgeweitet werden muß. Diese dem Chirurgen vor dem Eingriff gegebene Sicherheit ist ohne Frage auch für den Patienten von Vorteil.

Untersuchung der Gallenflüssigkeit

Bei gewissen Fragestellungen wird es notwendig, die Gallenflüssigkeit direkt zu untersuchen. Hierzu wird eine Sonde in den Zwölffingerdarm eingelegt und das aus dem Gallengang austretende Sekret abgesaugt. Man weiß allerdings nicht immer, ob dabei auch Sekret der Bauchspeicheldrüse, die ebenfalls in der Vaterschen Papille mündet, und der Darmschleimhaut mit abgesaugt wird, das die Untersuchungsergebnisse verfälschen kann. Diese Untersuchung ist daher nur für ganz besondere Fragestellungen einsatzfähig, etwa zum Nachweis von bestimmten Erregern (Lamblien), die als Ursachen von Entzündungen der Gallenwege in Frage kommen können.

Blutuntersuchungen

Die auch bei Gallekranken durchgeführten Laboruntersuchungen wurden bereits bei der Abhandlung der Lebertests besprochen. Es soll aber im direkten Zusammenhang mit den Gallenwegserkrankungen noch einmal kurz darauf eingegangen werden: Auf der Seite 22ff. wurden Tests angeführt, welche die Exkretionsleistung der Leber prüfen sowie die Bestimmung des Bilirubins im Serum, die Höhe der alkalischen Phosphatase und die Höhe des Kupferspiegels im Blut. Weiterhin wichtig ist die Bestimmung der Gamma-GT. In allen Fällen, in denen die Galleausscheidung nicht ordnungsgemäß funktioniert, werden die genannten Tests fast immer krankhaft ausfallen. Damit kann der Arzt zwar feststellen, daß eine Ausscheidungsstörung im Bereich des galleableitenden Systems vorliegt. Ihm ist es aber nicht möglich zu entscheiden, welche genaue Ursache vorliegt. Die Untersuchungen sind daher als eingrenzend einzustufen, aber nicht als abgrenzend.

Bauchspiegelung (Laparoskopie)

Bevor Untersuchungstechniken wie Ultraschall, ERC und PTC in die medizinische Diagnostik eingeführt wurden, hatte die *Laparoskopie* einen hohen Stellenwert bei der Erkennung von Erkrankungen der Gallengänge. Freilich erbrachte sie immer nur indirekte Zeichen. Es ließ sich aber unterscheiden, ob z.B. ein hoch- oder tiefsitzender Gallengangsverschluß vorlag. Kriterium hier war der jeweilige Füllungszustand der Gallenblase. Ist diese prall mit Galle gefüllt, so liegt das Hindernis sicher unterhalb der Einmündung des Gallenblasenganges in den Hauptgallengang. Dagegen ist bei einer schlaffen, leeren Gallenblase das Hindernis weiter oben zu vermuten. Kürzlich wurde in Deutschland eine Umfrage unter gastroenterologischen Zentren durchgeführt mit dem Ziel, herauszufinden, wie derzeit der diagnostische Wert der Laparoskopie bei Gallenwegserkrankungen eingeordnet wird. Es zeigte sich, daß in den meisten Zentren die Laparoskopie in diesem Zusammenhang zur Methode der 2. Wahl geworden ist und im wesentlichen dann zum Einsatz kommt, wenn davon ausgegangen werden kann, daß die Gallestauung nicht bedingt ist durch Störungen innerhalb der großen Gallenwege.

Zur Diagnose von Gallenwegserkrankungen tragen nicht nur Methoden bei, die zu einer röntgenologischen Abbildung der Gallenwege führen, sondern auch die *Ultraschalluntersuchung* und die *Computertomographie*. Im allgemeinen werden die nichtinvasiven Methoden am Anfang der

Diagnostik stehen, ehe die eingreifenden Untersuchungen notwendig werden.

Erkrankungen der Gallenwege

Erkrankungen der Gallenwege sind relativ häufig. Wir verstehen darunter nicht nur das Auftreten von Gallensteinen, sondern auch von entzündlichen Veränderungen, die entweder als Folge eines Steinleidens oder als Folge einer bakteriellen Besiedelung des Gallengangssystems auftreten. Prinzipiell sind alle diese Erkrankungen durch verschiedene Behandlungsarten gut zu beeinflussen. Werden sie aber nicht genügend oder gar nicht behandelt, so kann auch die Leber in Mitleidenschaft gezogen werden. Im Extremfall bildet sich eine Leberzirrhose aus (sekundäre biliäre Zirrhose).

Manche Gallenkranke bemerken von ihrem Leiden nur wenig, andere dagegen werden durch Koliken an ihre Krankheit erinnert. Beschwerdefreie Intervalle verleiten die Patienten dazu, ihr Leiden zu verharmlosen. Sie vergessen darüber, daß eine chronisch bestehende Erkrankung der Gallenwege zu einer Vielzahl von Komplikationen führen kann, deren Behandlung sich bei Verzögerung wesentlich schwieriger gestaltet, als es zu Beginn der Fall gewesen wäre. An diese Kranken sei daher appelliert, sich frühzeitig in ärztliche Behandlung zu begeben und dann auch den Rat des Arztes zu befolgen, etwa zu einer Operation, auch wenn im Augenblick keine Beschwerden bestehen. Bei einem bereits nachgewiesenen Stein in den Gallenwegen kann fast mit Sicherheit gesagt werden, daß sich ein Kolikanfall wiederholen wird. Zweifelhaft allerdings ist, ob er auch dann wieder spontan abklingt. Für diese Patienten stellt sich dann das Problem, sich unter ungünstigen Bedingungen einer Operation zur Beseitigung des Hindernisses stellen zu müssen. Er riskiert meistens auch einen wesentlich längeren Krankenhausaufenthalt. Die Operation im anfallsfreien Intervall und bei guter allgemeiner körperlicher Verfassung ist daher ein Mittel der Wahl.

Gallensteinleiden

Die häufigste Erkrankung der Gallenwege ist die Bildung von Gallensteinen. Sie treten dann auf, wenn durch fehlerhafte Zusammensetzung der Gallenflüssigkeit die Löslichkeit einzelner Stoffe, insbesondere des Cholesterins, nicht mehr gewährleistet ist. Diese Stoffe kristallisieren dann aus, und immer neu sich einlagernde Kristalle formen langsam einen Stein. Die Steine entstehen in der Gallenblase, selten in einem Gallengang. Sind die Steine noch klein, besteht die Möglichkeit, daß sie durch den *Ductus choledochus* in den Darm wandern und mit dem Stuhl ausgeschieden werden. Da diese Steine aber meistens nicht glatt gerundet sind, sondern scharfe Ecken und Kanten haben, wird durch den Steindurchtritt die Gallengangsmündung leicht verletzt. Diese Verletzung heilt bei einmaligem Ereignis meist folgenfrei ab, bei gehäuftem Steindurchtritt kann es zu Vernarbungszuständen kommen, welche die Öffnung einengen. Dadurch kommt es zu einem Aufstau der Gallenflüssigkeit, der nun wiederum als Ursache einer weiteren Steinbildung angesehen werden kann.

Als Beispiel für eine Substanz, die durch ihr Auskristallisieren zu einem Stein werden kann, wurde das *Cholesterin* genannt. Dieses ist aber nicht der einzige Bestandteil von Gallensteinen. Es gibt auch Steine, die zusätzlich *kalkhaltiges Material* enthalten. Sie sind wesentlich fester und lassen sich im Röntgenbild auch ohne Füllung der Gallenwege mit Kontrastmittel erkennen, da Kalk keine Röntgenstrahlen hindurchläßt. Weiterhin kennen wir Steine, die aus Bilirubin zusammengesetzt sind. Auch diese Steine können Kalk einlagern und sich dadurch verfestigen.

Erfahrungsgemäß hat sich gezeigt, daß eine Kalkeinlagerung immer dann vorkommt, wenn auch entzündliche Reaktionen das wie auch immer geartete Gallenleiden komplizieren.

Gallensteine auf Cholesterinbasis treten gehäuft bei Patienten um das 50. Lebensjahr auf, wobei Frauen doppelt bis fünfmal so häufig erkranken wie Männer. Wir wissen heute, daß eine erbliche Komponente für die Cholesterinsteinbildung mit verantwortlich ist. Solche Patienten haben nämlich einen Mangel an einer bestimmten für die Cholesterinlöslichkeit verantwortlichen Gallensäure, der sog. *Chenodesoxycholsäure*. Durch diesen Mangel kann bereits normalerweise ausgeschiedenes Cholesterin nicht mehr ausreichend gelöst werden. Nehmen nun solche Patienten zusätzlich noch cholesterinreiche Nahrung zu sich, verstärkt sich dieses Mißverhältnis und leistet der Steinbildung Vorschub.

Haben sich Steine in der Gallenblase gebildet, so müssen sie nicht unbedingt zu Beschwerden führen. In vielen Fällen merkt der Patient nicht, daß er Steinträger ist, und es erstaunt ihn, wenn der Stein anläßlich einer Untersuchung aus anderen Gründen zufällig entdeckt wird. In anderen Fällen wird der Patient aber durch den typischen »Steinschmerz«, die *Kolik*, auf sein Leiden aufmerksam. Dieser wellenförmig auftretende, in den Rükken ausstrahlende Oberbauchschmerz hat seine Ursache in der Anspannung der muskulösen Wände der Gallenwege um den Fremdkörper herum. Zwischen diesen beiden Extremen – Beschwerdefreiheit und Kolik – liegen die uncharakteristischen Oberbauchbeschwerden, wie gelegentliches Übelsein, Druck- und Völlegefühl. Hinter einer solchen Schilderung können sich natürlich eine große Zahl anderer Krankheiten verbergen, so daß es nicht immer leicht ist, sofort auf die eigentliche Ursache der Erkrankung zu schließen.

Die Kolik ist der Versuch des Organismus, sich mit eigenen Mitteln eines Steines aus den Gallenwegen zu entledigen. Die Gallenblase zieht sich krampfhaft zusammen und schiebt den Stein in den Gallenblasengang, den *Ductus cysticus*. Hierzu ist die Gallenblase natürlich nur in der Lage, wenn ihre Wand nicht bereits durch etwaige vorangegangene Entzündungen geschädigt ist. Mit solcher narbigen, wandverdickenden Schädigung erklärt sich auch, daß bei länger bestehendem Gallenblasensteinleiden und chronischen Entzündungen die Zahl und Heftigkeit von Koliken abnimmt. Im Verlaufe einer Kolik kann es nun zu den in Abb. 8 schematisch aufgezeigten Möglichkeiten kommen: Entweder klemmt sich der Stein im Gallenblasenhals ein und verlegt damit den Ausgang der Gallenblase. Dann versucht die Gallenblase unter heftigen, kolikartigen Schmerzen den Stein in das ableitende Gallengangssystem weiterzuschieben. Gelingt ihr das nicht, so kann der Stein wieder in die Gallenblase zurückfallen. Wird er aber durch diesen Engpaß hindurchgetrieben, so kann er an der nächsten engen Stelle, der Mündung des Gallenganges in den Darm, wieder aufgehalten werden. Jetzt verlegt er den Abfluß der Gallenflüssigkeit, die sich aufstaut und zur Gelbsucht führt. Das Auftreten einer Gelbsucht bedeutet also immer einen Steinverschluß des Hauptgallenganges.

In vielen Fällen wird aber nicht nur der Gallengang verlegt, sondern auch der Ausführungsgang der *Bauchspeicheldrüse (Pankreas)*, die ja ebenfalls an dieser Stelle in den Darm mündet. Ist dieser Fall eingetreten, so kann es zusätzlich noch zu einer Beeinträchtigung der Bauchspeicheldrüse kommen, meist in Form einer Entzündung. Tritt nun der Fall ein, daß der Stein auch durch diese Enge hindurchgetrieben wird, so kommt es schlagartig zu einer Besserung der Beschwerden, und der Stauungsikterus geht zurück. Bleibt der Stein aber in dieser Region eingeklemmt, so muß er operativ entfernt werden.

Hat sich der Stein in der Enge am Ausgang der Gallenblase verklemmt und fällt nicht mehr in die Gallenblase zurück, so ist die Möglichkeit gegeben, daß sich die nun in der Gallenblase befindliche Gallenflüssigkeit entzündet. Auf diese Gallenblasenentzündung werden wir in einem weiteren Kapitel eingehen.

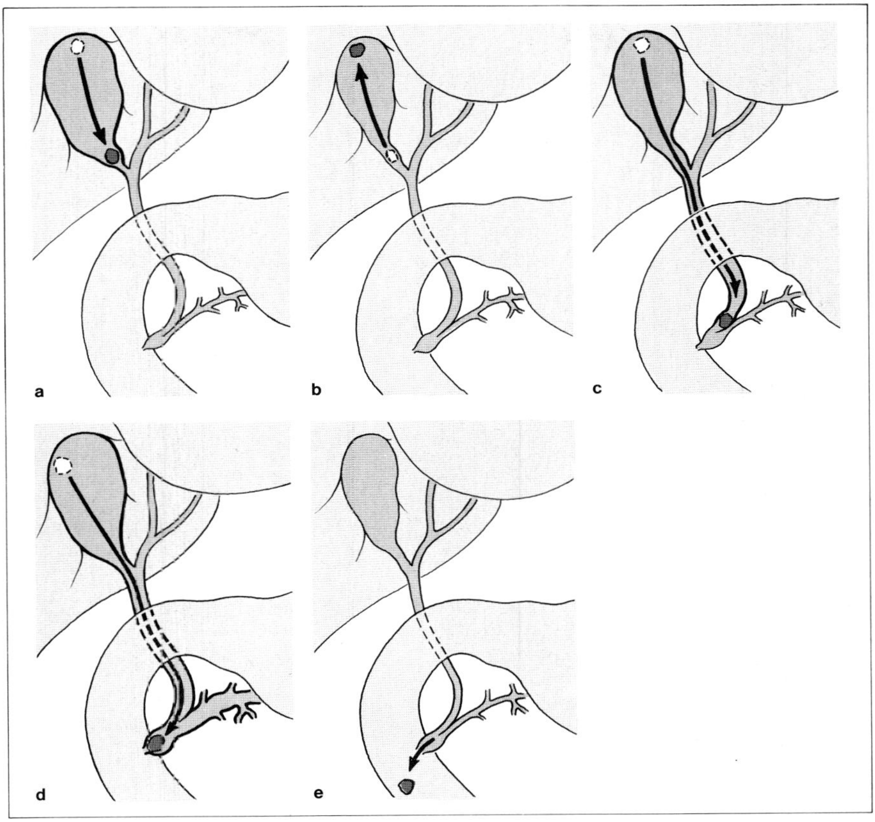

Abb. 8 Die verschiedenen Möglichkeiten, die bei der Wanderung eines zunächst ruhig in der Gallenblase liegenden Steines auftreten können.

Die Möglichkeit, daß sich Gallensteine im Gallengang bilden oder aus der Gallenblase in ihn gelangen, wurde bereits oben erwähnt. Auch wurde auf mögliche Folgen hingewiesen. Es sei hier aber noch angemerkt, daß der Stein den Gang nicht immer vollständig verlegen muß, sondern auch zu einem nur inkompletten Verschluß führen kann. In solchen Fällen tritt meist kein oder nur ein leichter *Ikterus* auf, die laborchemischen Untersuchungen dagegen weisen deutlich auf diesen Zustand hin. Die Röntgenuntersuchung der Gallenwege deckt erfahrungsgemäß diesen Zustand rasch auf.

Akute Gallenblasenentzündung (Cholezystitis)

Entzündungen der Gallenblase sind häufig mit Steinen verbunden, allerdings ist noch nicht geklärt, ob der Stein zur Entzündung geführt hat oder die Entzündung zum Stein. Wahrscheinlich sind beide Wege möglich. Im allgemeinen unterscheiden wir eine akute Gallenblasenentzündung von einer chronischen. Beide Formen sind häufig mit einem Gallensteinleiden kombiniert. Die *akute Cholezystitis* äußert sich meistens mit erheblichen Schmerzen unter dem rechten Rippenbogen, kombiniert mit Fieber, Übelkeit und Erbrechen. Die Bauchdeckenanteile unmittelbar über der Gallenblase sind meist gespannt und bei vorsichtigem Betasten spürt der untersuchende Arzt die Gallenblase als entzündlich schmerzhaften Tumor. Der Schmerz verstärkt sich, wenn der Patient tief einatmet. Gelegentlich findet sich als Zeichen einer Ausstrahlung eine sehr sensible Region am Rücken in der Gegend der 9. bis 11. Rippe. Dieser gesamte Beschwerden- und Symptomenkomplex besteht meistens nur in den frühen Phasen der akuten Gallenblasenentzündung und nimmt nach 24 Stunden deutlich an Intensität ab. Dies besagt aber nicht, daß sich damit auch die Entzündung zurückbildet. Im Gegenteil: während dieser Phase droht die Gefahr, daß durch die Entzündung die Gallenblasenwand so brüchig wird, daß sie platzt. Dies ist natürlich dann eine Komplikation, die nicht leicht zu behandeln ist. Daher gilt es, sich relativ rasch nach Auftreten der ersten Symptome in ärztliche Behandlung zu begeben.

Der geschilderte Beschwerdekomplex ist für den erfahrenen Arzt mit relativer Sicherheit auf eine akute Gallenblasenentzündung zurückzuführen. Nicht immer aber bietet er sich in typischer Weise dar. Es muß deshalb überlegt werden, ob nicht eine andere Ursache in Frage kommt, so etwa die Entzündung eines untypisch liegenden Blinddarmes oder auch eine Entzündung der Bauchspeicheldrüse. Daher wird der Arzt zur Abgrenzung auch Untersuchungen durchführen, die zur Erkennung dieser Krankheit geeignet sind.

Die akute Gallenblasenentzündung ist, wie gesagt, meistens mit einem Gallenblasensteinleiden verknüpft. Wird bei einer operativen Behandlung die Gallenblase entfernt und feingeweblich untersucht, so zeigt sich deshalb meistens, daß diese akute Attacke nicht der erste Entzündungsschub war, sondern bereits vorher eine chronische Entzündung geschwelt hat.

In seltenen Fällen kann eine akute Cholezystitis auch ohne Gallenblasensteine auftreten. Man rechnet, daß diese Form der akuten Gallenblasenentzündung etwa 10% an dem Gesamtkrankengut ausmachen. Sie kann auftreten als Folge einer allgemeinen bakteriellen Infektion. Bei Kindern z. B. sind Streptokokken häufig die Ursache. Auch der Typhus kann zu einer akuten Cholezystitis führen. Ebenso wurde sie bei Patienten mit Zuckererkrankung beobachtet. Ganz selten einmal kann auch eine akute Cholezystitis bei schweren Verletzungen und bei Verbrennungen auftreten. Die genauen Mechanismen, welche hier den Entzündungsprozeß auslösen, sind aber noch nicht eindeutig geklärt.

In der Behandlung der akuten Cholezystitis unterscheiden wir konservative von chirurgischen Maßnahmen. Bei einer konservativen Therapie wird man alles vermeiden, was zu einer Reizung der Gallenblase führen kann. Es wurde bereits gesagt, daß die Nahrung hierbei eine besondere Rolle spielt. Man wird die Patienten daher mit Nahrungskarenz behandeln und lediglich Flüssigkeitszufuhr erlauben. Schmerzmittel gehören ebenso zur Behandlung wie die Gabe von antibiotisch wirksamen Substanzen. Allerdings ist konservative Therapie nur von begrenzter Wirkung, denn immer droht das Zerreißen der Gallenblase. Dies ist besonders zu befürchten bei älteren Patienten und immer dann, wenn nicht innerhalb von 48 Stunden alle Zeichen der akuten Entzündung weitgehend zurückgegangen sind. In diesem Fall muß zu einer operativen Behandlungsmethode gegriffen werden.

Die operative Behandlung einer akuten Cholezystitis besteht immer in der Herausnahme der Gallenblase. Wird einem Patienten mit akuter Cholezystitis eine operative Behandlung angeraten, so sollte er diesen Rat auch befolgen und seine Einwilligung zur Operation geben. Von ihm gewünschtes Zuwarten unter dem Gesichtspunkt, daß er sich erst besser erholen müsse, kann oft zu lebensbedrohlichen Komplikationen führen.

Chronische Gallenblasenentzündung

Eine chronische Gallenblasenentzündung ist fast ausschließlich Folge eines Gallenblasensteinleidens. Sie macht sich meistens durch unspezifische Oberbauchbeschwerden nach Mahlzeiten bemerkbar, besonders nach Genuß von reichlich Fett. Übelkeit ist eines der häufigsten Symptome der *chronischen Cholezystitis* und steht ebenfalls in enger zeitlicher Verbindung mit fettreichen Mahlzeiten. Gelegentlich erbricht der Kranke sogar. Patienten mit chronischer Gallenblasenentzündung haben oft unspezifische Oberbauchbeschwerden, können aber die Schmerzen relativ sicher lokalisieren. Da über Nervenverbindungen Gallenblasenschmerzen in andere Körperregionen ausstrahlen können, wie z. B. in den Rücken, die rechte

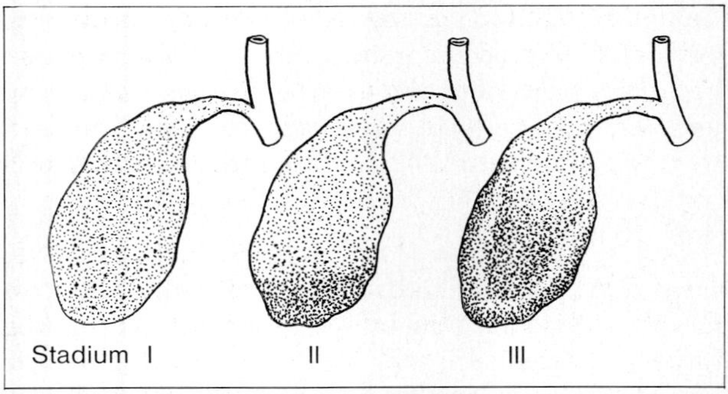

Abb. 9 Die Folgen einer chronischen Entleerungsstörung. Aus einer ursprünglich anatomisch gesunden, aber trägen Gallenblase kann sich – im Laufe von Monaten oder Jahren – ein bis zur Unkenntlichkeit geschrumpftes Organ entwickeln.

Stadium I: Gallenblase groß und schlaff. Bei der Kontraktion kommt nur eine unvollkommene Entleerung zustande.

Stadium II: Rückstände sammeln sich in der Gallenblase an, die sich zersetzen und entzünden.

Stadium III: Die Entzündung greift auf die Gallenblasenschleimhaut über. Damit wird die Entleerung noch mehr gehemmt (von diesem Zeitpunkt an treten gewöhnlich Schmerzen in der Gallengegend auf!).

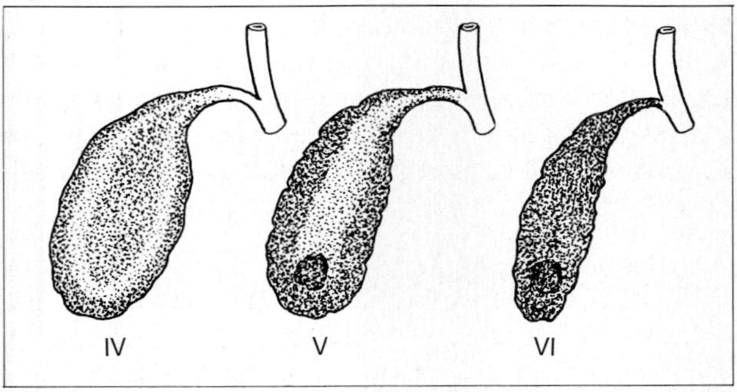

Stadium IV: Die Entzündung ist bereits auf die Gallenblasenwand übergegangen. Es setzt jetzt der Schrumpfungsprozeß ein.

Stadium V: Die Schrumpfung und Entleerungsstörung schreitet fort, es kann sich ein Stein bilden, der seinerseits die Entzündung verstärken kann.

Stadium VI: Von dem einstigen Hohlorgan ist nur noch ein narbig geschrumpfter Strang übriggeblieben.

Schulter, und in den Bereich des Herzens, hat es der untersuchende Arzt nicht immer leicht, zur Diagnose einer chronischen Cholezystitis zu finden. Eine chronische Cholezystitis kann auch gelegentlich einen akuten Schub durchlaufen, nämlich immer dann, wenn ein Stein sich im Gallenblasengang eingeklemmt hat. Auf diese Möglichkeit wurde bereits hingewiesen.

Im Zuge einer chronischen Gallenblasenentzündung kann sich eine Schrumpfgallenblase entwickeln. Die einzelnen Stadien, welche hierbei durchschritten werden, sind in Abb. 9 aufgezeichnet. Damit ist aus der ursprünglich zarten Gallenblase ein schwielig verdickter Anhang der Gallengänge geworden, der für den Organismus ohne jeden Wert ist. Diese chronisch entzündete Gallenblase kann sogar eine Gefahr bedeuten, denn es liegen Beobachtungen vor, daß sich gelegentlich auch ein Gallenblasenkrebs in diesem vernarbten Organ bilden kann.

Wird versucht, eine Schrumpfgallenblase röntgenologisch darzustellen, wird sie sich nicht füllen. Der Radiologe spricht dann von einer sog. »ausgesparten Gallenblase«. Dieses Zeichen ist immer Anlaß, eine operative Entfernung des krankhaft veränderten Organs zu erwägen. In den allermeisten Fällen wird diese angezeigt sein, und man wird dem Patienten raten, sich dieser Operation zu unterziehen.

Gallengangsentzündung (Cholangitis)

Abgesehen von einigen selteneren Ursachen entwickelt sich eine Gallengangsentzündung meistens durch eine Infektion mit aus dem Darm aufgewanderten Bakterien bei einer Abflußstörung der Gallenflüssigkeit. Gallengangssteine können hier natürlich Vorschub leisten.

Das Beschwerdebild ist meist vergleichbar mit dem der akuten Cholezystitis, nur ist das Fieber oft höher und tritt in Schüben, meist verbunden mit Schüttelfrost, auf. Bei der körperlichen Untersuchung ist die Leber insgesamt schmerzhaft, und ein vorsichtiger Schlag des untersuchenden Arztes auf den Rippenbogen führt zur Auslösung eines akuten Schmerzereignisses. Die drei Symptome Fieber, Schüttelfrost und Zeichen des Verschlußikterus sind fast sichere Zeichen dieser Erkrankung. Meist sind auch die Leberzellen geschädigt, womit die Gallengangsentzündung auch zu einer Lebererkrankung geworden ist.

Die Erkrankung ist ernst zu nehmen und bedarf einer intensiven ärztlichen Behandlung, die nur unter den Bedingungen eines Krankenhausaufenthaltes gegeben ist. Es muß untersucht werden, ob eventuell eine

Galleabflußbehinderung vorliegt. Dies ist durch das hoch akute Krankheitsbild oft erheblich erschwert.

Die Behandlung einer akuten Gallengangsentzündung ist anfänglich meist konservativ. Die Gabe von Antibiotika steht hierbei ganz im Vordergrund. Damit läßt sich zwar häufig das akute Ereignis beherrschen, aber nicht die Ursache. Somit kann es vorkommen, daß eine eingreifende Diagnostik nach Abklingen der klinischen Symptome notwendig wird. Der Patient sollte hierfür Einsicht haben, da jeder neue Schub einer akuten Gallengangsentzündung für ihn ein besonderes Risiko bedeutet. Hauptsächlich trifft dies für betagte Patienten zu.

Gallenwegsfunktionsstörung (Dyskinesie)

Gelegentlich finden sich Krankheitsbilder, bei denen Beschwerden ähnlich denen bei chronischer Gallenblasenentzündung auftreten. Häufig aber lassen sich keine organischen Ursachen für diese Beschwerden finden. Es wird daher daran gedacht, daß es sich dabei um funktionelle Beschwerden handelt, insofern nämlich, als eine Störung des Wechselspieles zwischen Galleentleerung und Schließmuskelfunktion an der Mündung des Gallenganges vorliegt (Abb. 10). Die ist nicht immer leicht festzustellen, und die Diagnose wird oft aus Verlegenheit in Ermangelung des Erkennens anderer Erkrankungen gestellt. Es wird daher, ehe die Diagnose einer *Gallenwegsdyskinesie* gestellt werden kann, durch intensive Untersuchungen ein organisches Leiden ausgeschlossen werden müssen. Relativ verläßlich sind Röntgenuntersuchungen, die verbunden werden mit der Gabe von Medikamenten, die das Schließmuskelsystem an der Vaterschen Papille erschlaffen lassen. Auch die Behandlung eines solchen Leidens baut sich im wesentlichen auf die Gabe dieser Medikamente auf, allerdings wird von dem behandelnden Arzt auch darauf hingearbeitet werden, daß das seelische Gleichgewicht solcherart erkrankter Patienten besonders berücksichtigt wird. Es ist nämlich zu vermuten, daß Dyskinesien der Gallenwege auch durch seelische Störungen bedingt sein können. Häufig wird daher ein Arzt mit Kenntnissen in der sog. psychosomatischen Medizin mit in die Behandlung einbezogen werden.

Behandlung

Bei der Besprechung der einzelnen Krankheitsbilder wurde bereits auf mögliche Behandlungsmaßnahmen hingewiesen. Ähnlich wie es bei der Besprechung der Lebererkrankungen geschehen ist, soll aber hier noch

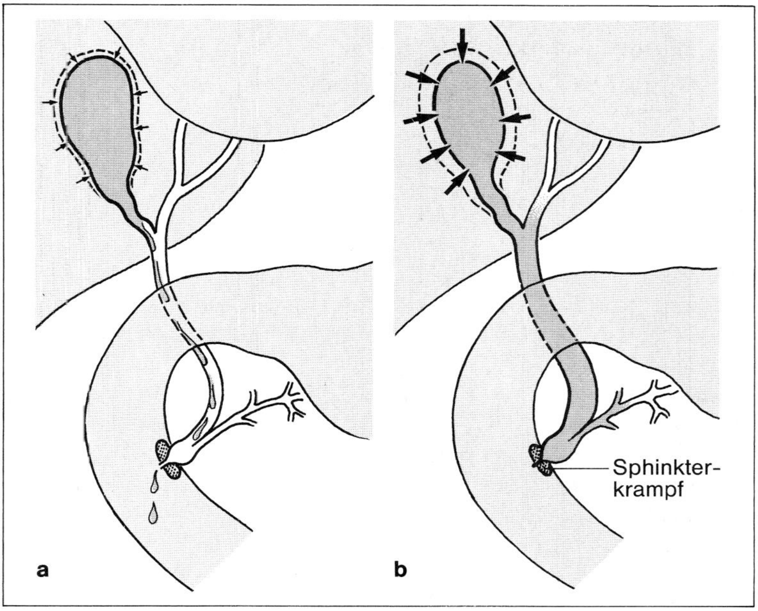

Abb. 10 Die beiden wichtigsten Störungen der Entleerungstätigkeit. a Die Gallenblasenmuskulatur zieht sich nur unvollkommen zusammen, deshalb ist der Entleerungsakt gestört. Folge: Die Stagnation führt zu einer Entzündung. b Durch einen Krampfzustand am Schließmuskel (Sphincter Oddi) kommt es zu einem Rückstau der Gallenflüssigkeit, der mit Schmerzen verbunden ist und dem – sofern er lange Zeit anhält oder sich wiederholt – auch eine Gelbsucht folgen kann.

einmal im Überblick die Behandlung von Gallengangserkrankungen im allgemeinen besprochen werden.

Operative Behandlung

Auf den vorangegangenen Seiten wurde oft auf die Notwendigkeit einer operativen Behandlung verschiedener Gallenwegserkrankungen hingewiesen. Grundsätzlich müssen wir davon ausgehen, daß in den meisten Fällen von Gallenwegserkrankungen das Hindernis im ordnungsgemäßen Abfluß der Gallenflüssigkeit nur durch eine Operation zu beseitigen ist.

Die Entscheidung zur Operation wird durch das Vorliegen einer absoluten oder einer relativen Dringlichkeit geprägt. Bei einer absoluten Dringlichkeit ist ohne Verzug eine Operation durchzuführen, damit die

Erkrankung nicht zu einem lebensbedrohlichen Ereignis wird. Dies betrifft häufig die *akute Cholezystitis*. Eine relative Dringlichkeit ergibt sich immer dann, wenn eine Operation zwar notwendig ist, dem Patienten aber etwas Zeit gelassen werden kann, ehe er sich ihr unterzieht. Es betrifft dies meistens Patienten, die sich nach mehrfachen Steinkoliken in einem beschwerdefreien Intervall befinden und solche, die an einer *chronischen Gallenblasenentzündung* leiden.

Neben diesen beiden Gesichtspunkten gibt es aber auch noch eine vorbeugende Notwendigkeit für eine Operation. Dies betrifft Steinträger, bei denen zufällig ein Gallenblasenstein entdeckt wurde, der aber bisher keine Beschwerden ausgelöst hat. Man kann nie wissen, ob sich dieser Stein zu irgendeiner Zeit einmal in Bewegung setzt und das Krankheitsbild des Steinleidens auslöst. Auch weiß man nie, ob diese Steine Ursache für eine Cholezystitis werden können und im Fall einer chronischen Entzündung auch das Risiko einer bösartigen Entartung der Gallenblasenwand beinhalten. Da wir wissen, daß eine steingefüllte Gallenblase nicht mehr in der Lage ist, ihre normale Funktion zu erfüllen, besteht auch keine Notwendigkeit, sie zu erhalten. Da erfahrungsgemäß irgendwann einmal im weiteren Leben eine Operation dringlich wird, ist es durchaus vernünftig, eine derart erkrankte Gallenblase im beschwerdefreien Intervall operativ entfernen zu lassen.

In den meisten Fällen führt eine Operation zu Beschwerdefreiheit. Nur in wenigen Fällen treten nach einer Operation an den Gallenwegen Beschwerden auf, die denen vor der Operation gleichen. Hierfür wurde der Ausdruck »Postcholezystektomie-Syndrom« geprägt. Die Erfahrung hat gezeigt, daß es sich dabei im wesentlichen um neu gebildete Steine im Gallengang handelt oder um Steine, die während der Operation trotz sorgfältiger Suche nicht gefunden wurden. Häufig hilft hier nur eine erneute Operation.

Endoskopische operative Möglichkeiten

In den vorangegangenen Abschnitten wurde mit operativer Behandlung immer das Tätigwerden eines Chirurgen gemeint. In neuerer Zeit aber haben endoskopisch geschulte Internisten auch Möglichkeiten gefunden, in gewissen Fällen Gallengangserkrankungen »operativ« zu heilen.

Bei der Besprechung der röntgenologischen Möglichkeiten, die Gallengänge durch Einbringen von Kontrastmittel sichtbar zu machen, wurde die Methode der ERC genannt. Wenn schon damit die Möglichkeit gegeben ist, einen Katheter in die Gallenwege einzuführen, warum sollte es nicht

Möglichkeiten geben, um auf diesem Wege auch Steine aus den Hauptgallengängen zu entfernen. Durch Einführen geeigneter Instrumente in das Gallengangssystem über ein Endoskop kann man tatsächlich Gallensteine fassen und aus dem Gallengang herausziehen. Allerdings bildet der Schließmuskel im Bereich der Papille gelegentlich ein Hindernis. Zwar lassen sich dünne Instrumente durch ihn hindurch in die Gallenwege einführen, aber größere Steine nicht herausziehen. Dies gelingt nur, wenn der äußere Schließmuskel durchtrennt wird (*Papillotomie*). Auch dies läßt sich auf endoskopischem Wege durchführen. Dabei wird ein Katheter in die Papille eingeführt, der an seiner Außenseite mit einem Draht versehen ist. Wird nun dieser Draht gespannt und elektrischer Strom hindurchgeleitet, so lassen sich die Muskelfasern leicht durchschneiden. Damit ist der Gallengang breit eröffnet, und Gallensteine lassen sich mittels Schlingen oder anderer Instrumente aus dem Gallengang entfernen. Die Patienten verspüren dabei keine Schmerzen, werden aber ohne chirurgische Maßnahmen von ihrem Leiden befreit. Freilich ist diese Maßnahme verbunden mit einer Zerstörung eines nicht ganz unwichtigen Organs, nämlich des Schließmuskels der Vaterschen Papille. Man wird sich daher eine solche Maßnahme reiflich überlegen. Sie wird im wesentlichen nur dann angewendet, wenn aufgrund weiterer Leiden oder wegen hohen Alters die Operation gefährlicher erscheint als die eventuellen Folgen einer wegen Zerstörung des Schließmuskels nicht mehr verschließbaren Öffnung des Gallenganges in den Darm.

Wenn es mit diesem Verfahren zwar häufig gelingen wird, die Gallengangssteine zu entfernen bzw. durch die Erweiterung des Gallenausganges Verhältnisse zu schaffen, damit Gallengangssteine spontan in den Darm übertreten können, ist damit aber in anderen Fällen das Problem von evtl. zusätzlichen Gallenblasensteinen nicht gelöst. Hier werden dann Überlegungen anzustellen sein, ob je nach Situation eine chirurgische Gallenblasenentfernung notwendig wird. Man hat dann aber erreicht, daß der chirurgische Eingriff nicht unter den Bedingungen einer Gallengangsverschlußsituation mit der fast immer begleitenden Leberbeteiligung durch Gallenrückstau durchgeführt werden muß.

Konservative Behandlung

Unter konservativer Behandlung verstehen wir alle Maßnahmen mit Ausnahme eines chirurgischen Vorgehens. In den vorangegangenen Abschnitten wurde genannt, daß sowohl antibiotisch wirksame, als auch krampflösende Mittel je nach Lage der Dinge zum Einsatz kommen. Ihre Wirksamkeit ist bekannt, ebenso wie die Grenzen ihres Einsatzes.

Daneben allerdings gibt es eine Reihe von Präparaten, von denen gesagt wird, daß sie einen vermehrten Gallenfluß bewirken. Sie gehören zu der Gruppe der sog. *Choleretika*. Über ihre Wertigkeit ist man in Fachkreisen unterschiedlicher Meinung.

Einen großen Raum in der Behandlung von Gallenwegserkrankungen nimmt die *Diät* ein. Häufig werden dem Gallekranken eine große Zahl fertig ausgearbeiteter Diätschemata angeboten, mit denen ihm Beschwerdefreiheit versprochen wird.

Zu Anfang dieses Kapitels wurde gesagt, daß die Aufnahme von Fett ein Reiz für die Gallenblase ist, sich zu kontrahieren. Da diese Kontraktionen, besonders wenn sie infolge eines starken Nahrungsreizes – eventuell bei einem Gallenblasenstein – ablaufen, zu Schmerzen führen können, werden entsprechende diätetische Einschränkungen empfohlen. Da auch Röststoffe einen ähnlichen Effekt auf die Gallenblase ausüben, wird auch diese zu vermeiden angeraten. Eigentlich beruhen solche Empfehlungen jedoch auf reiner Empirie. Bei wissenschaftlich fundierter Untersuchung von Personen mit Verdauungsbeschwerden nach Fettgenuß zeigte sich nämlich, daß Gallenwegsgesunde und Gallenwegskranke in gleich großer Zahl vertreten waren.

Fettunverträglichkeit ist also kein unbedingt typisches Zeichen einer Gallengangserkrankung. Das Meiden von Nahrungsfett ist daher kein absoluter Bestandteil irgendwelcher diätetischer Vorschriften für entsprechend Erkrankte. Einer Nahrungsfettaufnahme von 70 g/Tag, entsprechend den Empfehlungen der modernen Ernährungswissenschaft, steht daher nichts im Wege. Übermäßige Fettzufuhr und opulente Mahlzeiten sollten dagegen vermieden werden.

Heute entfällt eigentlich jedes Diätregime mit streng ausgearbeiteten Vorschriften für Gallekranke. Letztlich gilt auch für sie, daß eine ausgewogene Normalkost anzustreben ist und Völlerei vermieden werden sollte. Zeigt der Gallekranke individuelle Unverträglichkeiten gegen besondere Nahrungsmittel, so werden diese naturgemäß gemieden. Verträgt ein Gallekranker die Aufnahme von Röstprodukten, etwa mit Kaffee, so ist kein Grund gegeben, ihm Kaffeegenuß zu verbieten. Verträgt er sie nicht, kann er auf Kaffeezubereitungen zurückgreifen, die arm an Röststoffen sind. Somit gilt für die Gallediät der gleiche Grundsatz, der auch für die Ernährung bei Lebererkrankungen genannt wurde:

> Normale, vitaminreiche, ausgewogene Ernährung unter Vermeidung der individuell unverträglichen Speisen. Einseitige Ernährung schadet mehr als sie nützt.

Für die *physikalische Behandlung* von Galleerkrankungen gilt im Prinzip das gleiche, wie es bei der Behandlung von Lebererkrankungen genannt wurde. Im allgemeinen handelt es sich um schmerzlindernde Maßnahmen. Zu warnen ist jedoch

> vor der Anwendung feuchtwarmer Wickel bei allen entzündlichen Erkrankungen der Gallenblase, da durch Wärme der Entzündungsprozeß gefördert wird.

Ob sich eine Behandlung von Gallengangsleiden in Kurorten lohnt, ist nicht immer leicht zu entscheiden. Akute Erkrankungen sollen in jedem Fall im Krankenhaus behandelt werden, die Wiedererlangung der Kräfte nach einem Krankenhausaufenthalt ist durch Kurortbehandlung durchaus möglich.

Zum Abschluß dieses Kapitels über allgemeine Behandlungsprinzipien soll auch Stellung genommen werden zu der Frage, ob Gallensteine medikamentös aufgelöst werden können.

Da mittlerweile bekannt ist, daß sich insbesondere Cholesterinsteine entwickeln, wenn die Löslichkeitsvoraussetzungen der Gallenflüssigkeit aufgrund von Mangel an gewissen Gallensäuren nicht mehr gewährleistet sind, bietet sich die Möglichkeit an, diese Gallensäuren dem Körper zuzuführen. Da diese Gallensäuren – insbesondere handelt es sich um die *Chenodesoxycholsäure* – vom Darm aus aufgenommen werden und durch die Leber wieder in die Gallenflüssigkeit ausgeschieden werden, kann diese Behandlungsmaßnahme durchaus zu einer besseren Lösungsfähigkeit für Cholesterin beitragen.

Eine solche Behandlung ist schon vielfältig erprobt und hat zu befriedigenden Erfolgen geführt. Auflösbar aber sind nur solche Steine, die allein aus Cholesterin bestehen. Voraussetzung für eine solche Behandlung ist zudem, daß die Gallenblase in ihrer Funktion intakt ist. Kann sie sich aufgrund vorangegangener chronischer Entzündungsprozesse nicht mehr ausreichend zusammenziehen oder ist sie gar funktionsuntüchtig, verspricht die Behandlung mit durch den Magen aufgenommenen Gallensäuren keinen Erfolg mehr. Auch ist diese Behandlung nicht geeignet für Gallensteine, die bereits zu Komplikationen geführt haben. Es muß nämlich ins Kalkül einbezogen werden, daß es einer Zeit von vielen Monaten bedarf, ehe ein cholesterinhaltiger Gallenstein sich auflöst.

Somit ist nur ein begrenzter Kreis von Erkrankten geeignet, sich dieser Behandlung zu unterziehen. Der behandelnde Arzt wird weiterhin prüfen, welches entsprechend wirksame Präparat zur Anwendung kommen soll. Es gibt nämlich manche Aufbereitungen von Gallensäuren, die als Nebenwirkung eine vorübergehende Leberschädigung nach sich ziehen. Neuere Forschungsergebnisse haben gezeigt, daß Gallensäuren mit cholesterinlösender Eigenschaft, wie z.B. die sog. *Ursodesoxycholsäure*, diese Eigenschaften nicht hat. Sie wird daher vermehrt zur Anwendung kommen. Eine besonders günstige Wirkung hat eine Kombination aus *Ursodesoxycholsäure* mit *Chenodesoxycholsäure*. Die Medikamente werden abends in einer Tagesdosis eingenommen.

Neben diesen als wirksam erwiesenen Maßnahmen, Cholesterin-Gallensteine aufzulösen, gibt es aber auch Empfehlungen, die Abtreibung von Gallensteinen durch Einnahme besonderer Ölmahlzeiten zu erreichen. Nach Befolgung solcher »Kuren« finden sich zwar im Stuhl steinartige Gebilde, die aber nicht den Gallensteinen entsprechen. Es handelt sich dabei um Reaktionsprodukte des Öls mit dem Darminhalt, insbesondere mit dem in ihm befindlichen Kalk. Chemisch sind diese steinharten Gebilde Kalkseifen. Damit fällt jeder, der durch Werbung zu solchen »Kuren« überredet wird, einer teuren Täuschung anheim.

Unter die konservative Behandlung fällt auch die Steinzertrümmerung durch Schallstoßwellen, die von außen auf den Stein gezielt abgegeben werden, so daß er in viele kleine Bruchstücke zerfällt, die entweder spontan die Gallenwege nach vorheriger endoskopischer Gallenausgangserweiterung verlassen können oder aber sich bei der für eine Auflösung mittels eingenommener Gallensäuren eignen. Zur Zeit ist dieses Verfahren in klinischer Erprobung.

Fassen wir alle diese hier besprochenen Behandlungsmaßnahmen kurz zusammen, so beanspruchen operative Maßnahmen bei Gallengangserkrankungen den höchsten Stellenwert. Konservative Maßnahmen, wie etwa die Gabe von Antibiotika und krampflösenden Mitteln haben meist nur begrenzten Wert. Der Gallekranke ist wie der Leberkranke hinsichtlich der Diagnostik gut in den Händen eines Internisten aufgehoben, die Therapie obliegt allerdings häufig dem Chirurgen. Ausnahmen von dieser Verallgemeinerung, wie etwa die endoskopische Behandlung eines Steinleidens oder die medikamentöse Auflösung von Gallensteinen, wurden genannt.

Pankreas

Bau, Funktion des Pankreas

Die Bauchspeicheldrüse ist ein langgestrecktes Organ, das quer an der Hinterseite des Oberbauches direkt hinter dem Magen liegt. Wir unterscheiden einen Kopf, einen Körper und einen Schwanz. Der Kopf der Bauchspeicheldrüse liegt in der inneren Rundung des Zwölffingerdarmbogens. Der Pankreaskörper liegt etwas über der großen Körperschlagader, der Aorta, während sich der Pankreasschwanz weit in den linken Oberbauch bis zur Milz hin erstreckt (Abb. 11).

Das arterielle Blut erreicht die Bauchspeicheldrüse über Gefäße aus den Darmarterien, das venöse Blut fließt entweder zusammen mit venösem Blut aus dem Zwölffingerdarm in die Pfortader, oder kleinere

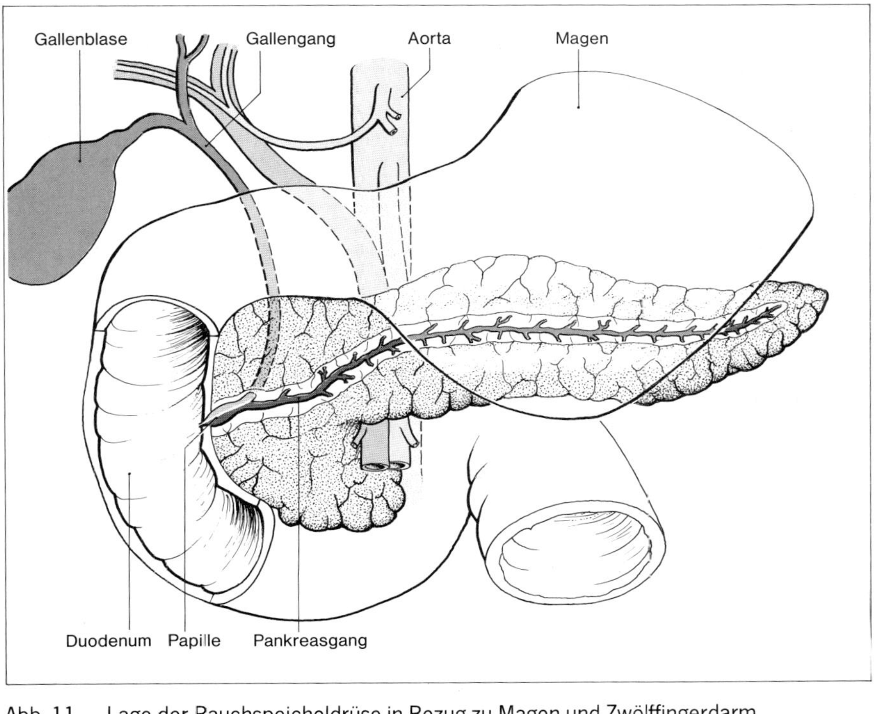

Abb. 11 Lage der Bauchspeicheldrüse in Bezug zu Magen und Zwölffingerdarm.

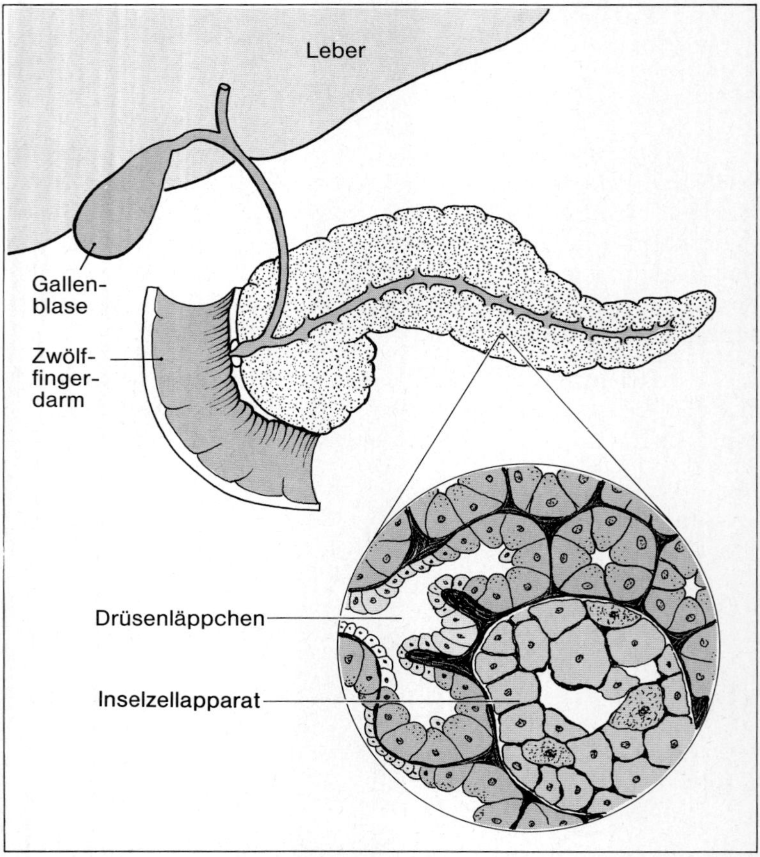

Abb. 12 Lage der Bauchspeicheldrüse in Beziehung zum Hauptgallengang und dem Zwölffingerdarm. Die Nebenskizze verdeutlicht den feingeweblichen Aufbau des Organs (s. auch Abb. 13).

venöse Äste münden in die Milzvene und erreichen über diese wieder die Pfortader. Interessant ist, daß alles venöse Blut erst einmal in die Pfortader fließt, wodurch ein Zusammenhang zwischen Pankreas und der Leber deutlich wird.

Das gesamte Organ wird durch feine ableitende Kanälchen durchsetzt, die sich in seiner Mitte zu einem Hauptgang vereinen. Dieser Hauptpankreasgang, auch *Ductus Wirsungianus* genannt, mündet an der gleichen

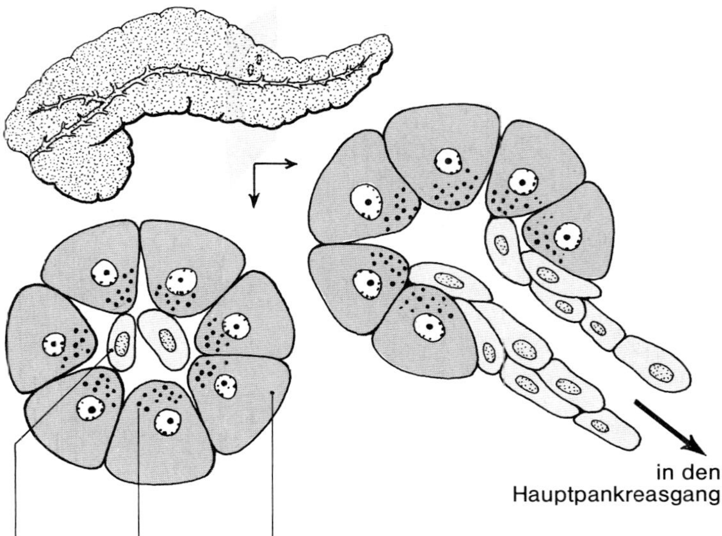

Abb. 13 Feingewebliche Zeichnung der Bauchspeicheldrüse zur weiteren Verdeutlichung des Organaufbaus.

Stelle in den Zwölffingerdarm wie auch der Hauptgallengang, nämlich auf der Vaterschen Papille (Abb. 12). Gelegentlich münden sie getrennt, meist aber gemeinsam. Auch hieraus ergibt sich wieder ein Zusammenhang zwischen dem Leber-Galle-System und dem Pankreas. Für manche Erkrankungen ist bedeutsam, daß der Ductus choledochus, bevor er die Vatersche Papille erreicht, durch den Kopf des Pankreas hindurchzieht.

Bei der feingeweblichen Untersuchung fällt auf, daß das Pankreas im wesentlichen aus einzelnen Drüsenknospen aufgebaut ist, die den Anfang des ableitenden Systems bilden. Bereits dieser Aufbau macht deutlich, daß die Funktion der Drüsenzelle nach außen gerichtet ist. Wir sprechen daher auch von dem exkretorischen Pankreas. In den einzelnen Drüsenzellen erkennt man je nach Funktionszustand eine Menge von kleinen Körnchen, die als Zymogengranula bezeichnet werden. Wir wissen heute, daß in ihnen Wirkstoffe, Fermente enthalten sind, die für die Aufbereitung der Nahrung notwendig sind.

Zwischen diesen einzelnen kleinen Drüsenkörperchen finden sich aber noch inselförmig angeordnete Zellhäufchen, von denen der Mensch etwa 1 Million hat. Diese Zellansammlungen, sog. Inselzellen, haben keinen eigenen Ausführungsgang und stehen auch nicht mit dem Ausführungsgangsystem des anderen Pankreasgewebes in Verbindung. Aufgrund spezieller Untersuchungen wissen wir, daß in diesen Zellansammlungen drei verschiedene Zelltypen zu finden sind, die sog. Alphazellen, die Betazellen und die Deltazellen. Wir wissen weiterhin, daß in den Alphazellen das Hormon Glukagon gebildet wird und in den Betazellen das Hormon Insulin. Welcher Stoff in den Deltazellen gebildet wird, ist noch nicht eindeutig geklärt. Aus dieser Schilderung wird bereits klar, daß diese Zellen ihre Produkte an die Blutbahn abgeben und zwar, wie für alle Hormone üblich, an das venöse Blut. Die Gesamtheit der Inselzellen wird daher auch als *inkretorische Pankreas* bezeichnet.

Aufgrund dieser anatomischen Schilderung ist erkennbar, daß die Funktion des Pankreas in zweifacher Hinsicht bedeutsam ist!

1. für die Aufspaltung von Nahrungsmitteln,
2. mit dem Insulin und dem Glukagon für den Zuckerhaushalt.

Seine *exkretorische Funktion* erfüllt das Pankreas durch Produktion des Pankreassaftes. Dieser enthält neben den Verdauungsfermenten, die im wesentlichen für die Eiweiß- und Fettspaltung wichtig sind, auch noch sog. *Bikarbonat*. Chemisch hat Bikarbonat eine neutralisierende Wirkung auf Säuren. Die Produktion und Ausscheidung von Bikarbonat in den Darm ist von besonderer Bedeutung. Wir wissen ja, daß im Magen Säure produziert wird und diese dann zusammen mit der Nahrung den Zwölffingerdarm erreicht. Die Fermente aber, die von der Bauchspeicheldrüse produziert werden, können in einem sauren Milieu nicht arbeiten. Das Bikarbonat nun neutralisiert die Magensäure und schafft damit für die Pankreasfermente günstige Arbeitsverhältnisse.

Der *Pankreassaft* ist eine annähernd wasserklare Flüssigkeit mit nur geringer schleimiger Beimengung. In besonders aktiven Phasen können bis zu 2 ml Pankreassaft pro Minute produziert werden. Da solche aktiven Phasen besonders z. Zt. der Nahrungsaufnahme notwendig werden, wird auch die Saftproduktion auf verschiedenen Wegen während und durch die Nahrungsaufnahme reguliert. So ist allein schon die Ansicht und der Duft von Nahrung ein leichter Stimulus zur Produktion von Pankreassaft. Hier spielt offensichtlich eine nervliche Verbindung zwischen Gehirn und Bauchspeicheldrüse eine Rolle.

Eine weitere Anregung für das Pankreas, Saft zu produzieren, ist eine Aufdehnung des Magens durch aufgenommene Nahrung. Der stärkste Reiz aber, der allein etwa 70% der Gesamtleistung des Organs provoziert, ist der Eintritt der Nahrung in die oberen Anteile des Dünndarms. Vermittler für die beiden letztgenannten auslösenden Ursachen sind Hormone, einmal das von der Magenschleimhaut produzierte *Gastrin*, hauptsächlich aber das in der Darmschleimhaut gebildete *Cholezystokinin*. Der Name dieses letzten Hormons, nämlich Cholezysto- (=die Gallenblase betreffend) und -kinin (=Bewegung) besagt, daß dieses Hormon auch noch gleichzeitig eine Kontraktion der Gallenblase auslöst. Auch hier wieder wird das Zusammenspiel zwischen verdauungsregulierenden Organen wie Leber, Galle und Pankreas deutlich. Die hier genannten, durch Hormone vermittelten Regelmechanismen sind erheblich vereinfacht dargestellt. Eine genauere Beschreibung würde aber den Laien eher verwirren, statt die komplizierten Zusammenhänge anschaulich zu machen.

Es seien noch kurz die wichtigsten Bestandteile des über diese Mechanismen produzierten Pankreassaftes genannt. Die Amylase kann bestimmte Teile von Stärke in kleinere Zuckerbruchstücke zerlegen. Solche Stärkeanteile, die sie nicht zerlegen kann, werden von Enzymen der Darmschleimhaut zerlegt. Die Lipase zerlegt Fettmoleküle in weniger kompliziert aufgebaute Bestandteile des Fettes. Um optimal arbeiten zu können, benötigt die Lipase aber gleichzeitig auch Gallensäure, die ihr das zugeführte Fett in gehöriger Weise zubereiten. Wir finden im Pankreassaft weiterhin Proteasen, die das zugeführte Nahrungseiweiß in einzelne Bausteine zerlegen. Verschiedene Wirkstoffe mit unterschiedlicher Funktion in diesem chemischen Prozeß sind dafür notwendig, genannt seien nur das Trypsin und das Chymotrypsin.

Die *inkretorische Funktion* des Pankreas, also die Freigabe von Insulin und Glukagon, wird im wesentlichen geregelt durch die Menge des im Blut zirkulierenden Zuckers. Hierbei haben *Insulin* und *Glukagon* einander entgegengerichtete Wirkungen. Insulin wird immer dann vermehrt abgegeben, wenn größere Zuckermengen im Blut kreisen. Insulin hat nämlich die Wirkung, daß dieser Zucker in Depotform im Gewebe, so auch in der Leber abgelagert wird (Glykogen). Sinkt aufgrund mangelnder Nahrungsaufnahme der Zucker im Blut unter eine kritische Grenze ab, wird vermehrt Glukagon in das Blut abgegeben. Dieses Hormon bewirkt, daß entweder aus den Depots Zucker wieder freigegeben wird oder aber, falls diese entleert sind, gewisse Körpereiweißbestandteile zu Zucker umgeformt werden. Für ein ordnungsgemäßes Funktionieren der Körperzellen ist es nämlich notwendig, daß immer ein gleichmäßiges Angebot an Zucker im Blut vorhanden ist.

Die exkretorische und inkretorische Funktion des Pankreas und die ordnungsgemäße Funktion der Leber und des Gallensystems sind daher eine Einheit, die den wesentlichen Teil der so vielfältigen, ineinandergreifenden Verdauungsprozesse bewerkstelligen. Freilich sind sie nur Teil des Gesamten, und wir dürfen die Funktion der Speicheldrüsen und auch letztlich die Funktion der Magen- und Darmschleimhaut nicht vergessen. Erst alle zusammen bilden eine Funktionseinheit für eine regelrechte chemische Aufbereitung der Nahrung.

Untersuchungsmethoden

Soll das Pankreas bei Verdacht auf krankhafte Prozesse untersucht werden, so interessieren drei Gesichtspunkte.

1. Ist die Anatomie des Organs intakt,
2. ist seine exkretorische Funktion intakt und
3. ist seine inkretorische Funktion intakt?

Die Untersuchung der Anatomie des Pankreas ist wesentlich schwieriger, als wir sie bei der Leber kennengelernt haben. Es gibt nämlich keine allgemein verfügbare und risikoarme Möglichkeit, das Organ im lebenden Körper zu betrachten und eventuell Pankreasgewebe für eine feingewebliche Untersuchung zu gewinnen. Dazu bedarf es einer Operation. Aber auch hier ist häufig Vorsicht geboten, da das Auslaufen von Pankreasfermenten aus der Entnahmestelle zu Komplikationen führen kann. Uns bleiben also im wesentlichen nur indirekte Möglichkeiten.

Ultraschalluntersuchung

Am häufigsten eingesetzt wird die Ultraschalluntersuchung (Abb. 14). Mit ihr läßt sich der Drüsenkörper in seinen unterschiedlichen Abschnitten untersuchen, und es kann festgestellt werden, ob das Organ eine normale Struktur hat oder etwa vermehrt durch Bindegewebe oder blasenartige Veränderungen (sog. Zysten) durchsetzt ist. Diese Untersuchung gibt gelegentlich auch Hinweise, ob sich krebsartiges Fremdgewebe entwickelt hat. Die Untersuchung kann aber auch zeigen, ob das Organ vergrößert ist, etwa bedingt durch vermehrte Einlagerung von Flüssigkeit als Zeichen einer akuten Entzündung. Zur anfänglichen Hoffnung, mit Ultraschalluntersuchungen frühzeitig bösartige Neubildungen zu erkennen, haben die Erfahrungen nicht beigetragen.

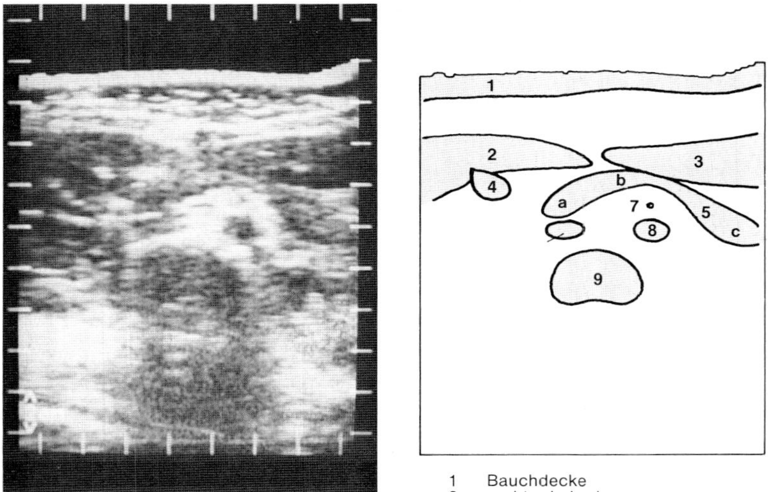

1 Bauchdecke
2 rechter Leberlappen
3 linker Leberlappen
4 Gallenblase
5 Bauchspeicheldrüse
a=Kopf b=Körper c=Schwanz
6 untere Hohlvene
7 obere Dünncarmschlagader
8 große Körperschlagader
(Aorta)
9 Wirbelkörper

Abb. 14 Darstellung der Bauchspeicheldrüse durch Ultraschalluntersuchung des Oberbauches. a Originaldokumentation, b schematische Nachzeichnung mit Bezeichnung der einzelnen aufgezeichneten Organstrukturen (Dr. *Herboth*, Med. Klinik, Kliniken der Stadt Saarbrücken-Winterberg).

Die Aussagekraft der Untersuchung zur Beurteilung der Bauchspeicheldrüse kann eingeschränkt sein, wenn die Darmschlingen zu viel Luft enthalten. Die Untersuchung muß daher in nüchternem Zustand durchgeführt werden, evtl. muß durch Einnahme entblähender Medikamente die Luft entfernt werden.

Röntgenuntersuchungen

Die Röntgenuntersuchung des Pankreas ist in ihrer Aussagefähigkeit begrenzt. Da das Organ eine gleiche Durchlässigkeit für Röntgenstrah-

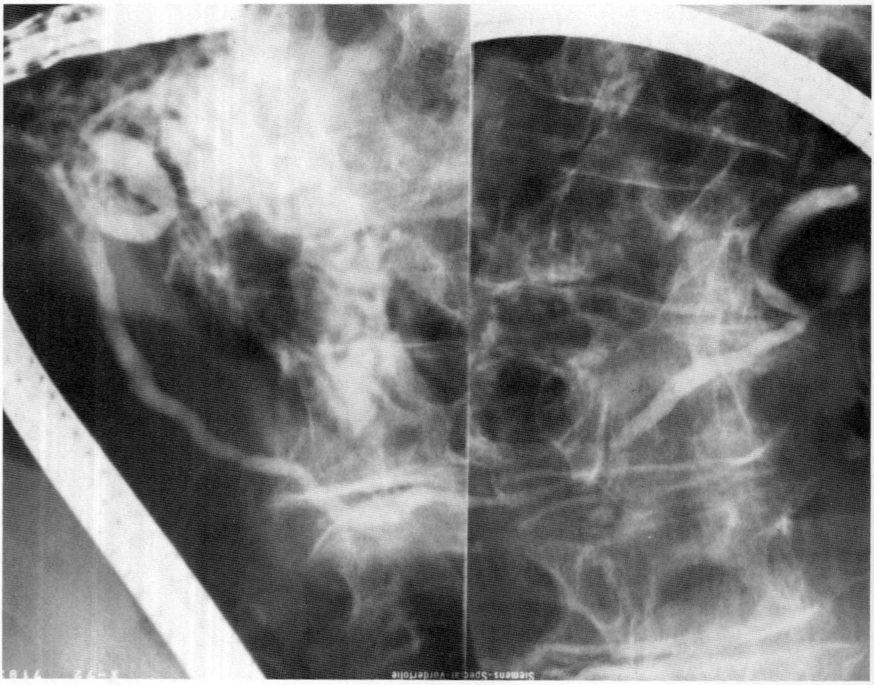

Abb. 15 Röntgenbild des Gangsystems der Bauchspeicheldrüse nach endoskopischer Kanülierung der Vaterschen Papille und nach Injektion von Röntgenkontrastmittel.

len wie das umgebende Gewebe hat, kann es auch nicht auf entsprechenden Röntgenfilmen abgegrenzt werden. Nur indirekte Zeichen sind verwertbar.

Ist der Pankreaskopf z. B. geschwollen, so kann er den Zwölffingerdarm einengen. Dies wird sichtbar, wenn von dem Erkrankten geschlucktes Röntgenkontrastmittel bei der Passage durch den Zwölffingerdarm mit dem Röntgenschirm verfolgt wird. Die Röntgenuntersuchung kann auch aufdekken, ob sich etwa aufgrund chronisch ablaufender Entzündungsprozesse Kalk in der Drüse abgelagert hat. Mehr aber vermag die einfache Röntgenuntersuchung nicht zu erbringen.

Anders ist dies allerdings, wenn mittels Kathetertechnik z. B. die Blutgefäße oder die Ausführungsgänge mit röntgendichtem Kontrastmittel gefüllt werden.

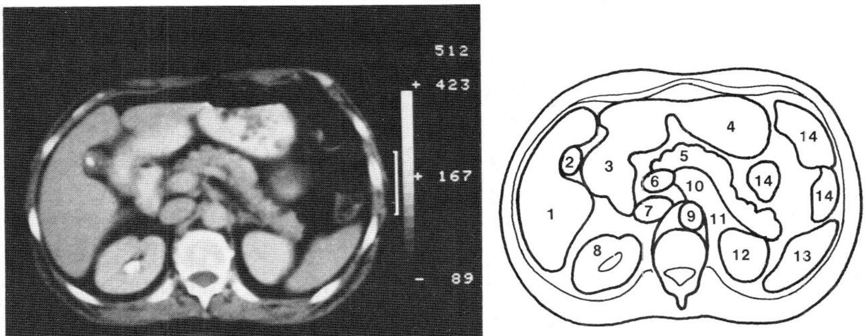

Abb. 16 Darstellung des Pankreas mittels computergesteuerter Röntgenuntersuchung. a Originalaufnahme, b schematisch nachgezeichnete Umrißzeichnung (Frau Dr. *Rzehak*, Klinik für Strahlenheilkunde, Kliniken der Stadt Saarbrücken-Winterberg).

Im ersten Falle handelt es sich um die sog. *Angiographie*. Hierbei wird mit einem Katheter in eine u. a. auch das Pankreas speisende Schlagader eingegangen. Nachdem Kontrastmittel gespritzt wurde, kann dieses bei dem Durchlaufen der einzelnen Gefäßabschnitte durch die Bauchspeicheldrüse verfolgt werden. Diese Untersuchung hat häufig eine relativ hohe Aussage.

Das Einbringen von Röntgenkontrastmittel in die Ausführungsgänge des Pankreas geschieht mittels endoskopischer Techniken, wie wir sie schon bei der Diagnostik der Gallengänge kennengelernt haben. Die Untersuchungstechnik unterscheidet sich in nichts von der der Gallengänge. Nur wird hierbei der Katheter in Richtung auf den Hauptpankreasgang gerichtet. Im medizinischen Sprachgebrauch heißt diese Untersuchung *»endoskopische retrograde Pankreatikographie«* (ERP) (Abb. 15). Da sich bei dieser Untersuchung häufig nicht nur der Pankreasgang, sondern auch der Gallengang füllt, wird die Untersuchung hauptsächlich als *e*ndoskopisch *r*etrograde *C*holangio*p*ankreatikographie bezeichnet oder abgekürzt *ERC*. Mit dieser Methode ist das röntgenologische Sichtbarmachen der Ausführungsgänge des Pankreas fast immer möglich. Aufgrund des Druckes, mit dem das Kontrastmittel eingespritzt wird, aber auch bedingt durch die physikalische

Eigenschaft des Kontrastmittels, ist die Gefahr einer durch die Untersuchung ausgelösten Entzündung des Pankreas nicht auszuschließen. Diese Komplikation allerdings ist selten, wenn entsprechende Vorsichtsmaßnahmen eingehalten werden. Dennoch will es wohl überlegt sein, ob dem Patienten zu einer solchen Untersuchung geraten werden soll.

In jüngster Zeit bietet die sog. *Computertomographie*, eine elektronisch ausgewertete Röntgenuntersuchung (Abb. 16), besonders im Fall der sonst kaum zugänglichen Bauchspeicheldrüse eine wesentliche diagnostische Hilfe. Zunehmende Erfahrung in der Beurteilung computertomographisch gewonnener Aufnahmen der Bauchspeicheldrüse sowie verbesserte technische Aufnahmemöglichkeiten und verfeinerte Rechnerprogramme machen es heute möglich, Erkrankungen der Bauchspeicheldrüse fast in allen Feinheiten zu erkennen. Es hat sich eine Entwicklung angebahnt, daß nach orientierender Ultraschalluntersuchung des Pankreas mit den sich daraus ergebenen Fragestellungen eine derart gezielt geplante CT-Untersuchung weitere und meist eingreifende Untersuchungen entbehrlich macht. Es hat sich gezeigt, daß der frühzeitige Einsatz der CT-Untersuchung die Zeit bis zur Diagnosefindung um ein Vielfaches verkürzt hat und gegenüber früher, den Betroffenen manches Unbill erspart hat.

Szintigraphie

Ähnlich wie bei der Szintigraphie der Leber wird auch von nuklearmedizinischer Seite versucht, das Pankreas darzustellen. Hierzu werden radioaktiv markierte Substanzen verwendet, die sich in den Pankreasdrüsenzellen anreichern und dadurch signalisieren, ob alle Drüsenzellen intakt sind oder Gewebsausfälle bestehen. In ihrer Aussagekraft hat die Methode aber noch nicht voll überzeugt und gehört nicht zum diagnostischen Standardprogramm.

Laboruntersuchungen

Mit Hilfe der bildgebenden Verfahren lassen sich Veränderungen in der grob- und feingeweblichen Architektur der Bauchspeicheldrüse erkennen. Für die Behandlungsplanung ist es aber wichtig, auch den funktionellen Zustand des Organs zu erkennen. Hierzu eignen sich Laboratoriumsuntersuchungen und Funktionstests. Ist das Pankreas in irgendeiner Weise, etwa durch Entzündungen, so verändert, daß nicht mehr alle einzelnen Drüsenkörperchen Zugang zum ableitenden Gangsystem haben, etwa durch bindegewebige Einengung oder Verschluß kleinerer Ausführungsgänge, so können nach einem starken Reiz die von diesen Zellen produzierten Fermente nicht mehr in den Darm ausgeschieden werden, sondern treten in das Blut über. Dies ist mittels Blutuntersuchungen meßbar. So wurde ein Test entwickelt, bei dem das Pankreas durch intravenöse Gabe von die Pankreasfunktion anregenden Hormonen stimuliert wird. Kommt es nach einer solchen Reizung zu einem vermehrten Anstieg von Pankreasfermenten im Blut, so kann daraus geschlossen werden, daß das Organ anatomisch nicht mehr voll intakt ist.

Soll zu weiteren *funktionellen Störungen* der Bauchspeicheldrüse Stellung genommen werden, so bietet sich an, den Pankreassaft in Menge und Zusammensetzung zu untersuchen. Hierzu wird eine spezielle Sonde in den Zwölffingerdarm gelegt, die es ermöglicht, Pankreassaft für die Analyse im Labor zu gewinnen. Bestimmen läßt sich im Pankreassaft die Menge an Bikarbonat und an einzelnen Enzymen. Sind diese vermindert, bedeutet dies auch eine verminderte Funktion der Drüse.

Weiterhin läßt sich untersuchen, ob die aufgenommene Nahrung in gehöriger Weise ausgenutzt wurde. Früher hat man hierzu nach einer Probemahlzeit den Stuhl auf Nahrungsreste untersucht, die normalerweise verdaut werden sollen, so nach Fettbestandteilen und Muskelfasern. Die Untersuchung hat sich aber als unzuverlässig erwiesen, und neuere Untersuchungen haben sie abgelöst.

Gängig ist z.B., dem Erkrankten eine bestimmte Menge von Fett anzubieten. Die gegebene Menge sollte unter normalen Bedingungen resorbiert werden. Wird sie daher in hohen Anteilen im Stuhl wiedergefunden, so deutet dies auf eine Schwäche in der exkretorischen, verdauungsaktiven Funktion der Bauchspeicheldrüse hin. An Stelle dieses Belastungstestes kann natürlich auch der Stuhl auf die Menge an Fermentresten untersucht werden, die noch in ihm vorhanden sind. Hierzu eignet sich besonders gut das *Chymotrypsin*. Da wir wissen, wieviel Chymotrypsin im Stuhl eines Gesunden enthalten ist, läßt sich aus der Messung dieses Wertes rückschließen, ob das Pankreas ausreichend funktioniert.

Die *Prüfung der inkretorischen Funktion* des Pankreas entspricht weitgehend der Prüfung auf das Vorliegen einer Zuckererkrankung, denn eine Erkrankung der Bauchspeicheldrüse kann auch zu einer Minderung der insulinproduzierenden Inselzellen führen. Wird daher eine bestimmte Menge Zucker von dem Patienten mit einer Flüssigkeit getrunken und regelmäßig danach erfolgte Blutuntersuchungen erbringen, daß dieser Zukker nicht ordnungsgemäß aus dem Blut verschwindet, so muß an eine inkretorische Schwäche des Pankreas gedacht werden.

Man kann auch direkt die Menge des im Blut kreisenden Insulins und Glukagons untersuchen, diese Untersuchung ist aber wesentlich aufwendiger und kostspieliger und bringt kaum mehr Informationen als die übliche Zuckerbelastung.

Somit stehen eine Reihe von Untersuchungsmöglichkeiten zur Verfügung, um Aufbau und Funktion des Pankreas zu überprüfen. Die Ergebnisse der gezielt eingesetzten Untersuchungsmethoden erlauben fast immer, eine hinreichend zutreffende Diagnose zu stellen.

Mancher Kranke, der sich mit dem Verdacht auf eine Pankreaserkrankung in ärztliche Behandlung begibt, wird sich fragen, warum denn so komplizierte Untersuchungen notwendig sind. Bei vielen anderen Erkrankungen kann doch bereits die ärztliche Untersuchung zu einem zufriedenstellenden Ergebnis führen. Deshalb sei nochmals betont, daß das Pankreas leider der direkten Untersuchung nicht zugänglich ist, es sei denn, monströse Veränderungen hätten sich in ihm abgespielt, wie etwa die Bildung von Zysten, die bereits durch die Bauchdecke getastet werden können und eine entsprechende Verdachtsdiagnose erlauben. Auch ist das Beschwerdebild eines an einer Pankreaserkrankung Leidenden nicht immer ganz typisch. Gewisse Extremfälle lassen sich leicht erkennen, wie etwa die akute Pankreatitis oder die weit fortgeschrittene chronische Pankreatitis. Alle übrigen Erkrankungen aber manifestieren sich meist mit uncharakteristischen Oberbauchbeschwerden, die auch auf Erkrankungen anderer Organe dieser Region hinweisen können. Dem kundigen Arzt bieten sich lediglich eine Reihe von Verdachtsmomenten, für deren Beleg er aber die oben angeführten Untersuchungsmethoden benötigt, damit eine sinnvolle Behandlung eingeleitet werden kann.

Erkrankungen des Pankreas

Entzündungen des Pankreas, entweder akut oder chronisch, bestimmen den Großteil der für die Klinik wichtigen Krankheiten. Allerdings ist die wahre Natur und Ursache der unterschiedlichen Pankreaserkrankungen noch nicht endgültig geklärt. Vielfach wird daran gedacht, daß ein Übertreten von Gallenflüssigkeit in den Pankreasgang zu einer Aktivierung der vom Pankreas abgesonderten Verdauungsfermente führt und damit einer Selbstandauung der Bauchspeicheldrüse Vorschub leistet. Dies ist jedoch noch nicht belegt.

Auch die Einteilung der einzelnen Pankreaserkrankungen ist bei kritischer Betrachtung nicht immer ganz befriedigend. So kann eine akute

Pankreatitis durchaus im Verlaufe einer chronischen auftreten, und eine chronische Pankreatitis kann auftreten, ohne daß eine akute vorangegangen ist. Die augenblicklich gängige Einteilung ist daher mehr oder weniger auf klinische Erfahrungen gestützt. Im Vergleich zu den in vorangegangenen Kapiteln beschriebenen Lebererkrankungen ist die Situation hinsichtlich der Bauchspeicheldrüse wesentlich unsicherer.

Dies sind medizinisch wissenschaftliche Probleme, die den Erkrankten nicht vordergründig interessieren. Es möchte wissen, wie ihm geholfen werden kann, wie weitere Attacken zu verhindern sind und wie sich sein Leben bei bestehender Bauchspeicheldrüsenerkrankung gestalten wird. Es soll versucht werden, bei der Besprechung einzelner Krankheitsbilder diese Gesichtspunkte zu berücksichtigen.

Akute Pankreatitis

In der Reihe der gastroenterologischen Erkrankungen einschließlich derer von Leber- und Gallenwegen zählt die akute Pankreatitis zur Gruppe der besonders ernsthaften Erkrankungen.

Sie äußert sich für den Patienten mit einem akuten Ereignis, beginnend mit schweren Schmerzen im Oberbauch, die gürtelförmig in den Rükken ausstrahlen und häufig mit Übelkeit und Erbrechen verbunden sind. Fieber ist ein weiteres häufiges Symptom, und etwa die Hälfte der so Erkrankten entwickelt einen Kreislaufschock, weil sich aufgrund der Entzündung erhebliche Mengen von Flüssigkeit in der Bauchspeicheldrüse angereichert haben. Reaktiv kommt es häufig zu einer Darmlähmung.

Das Beschwerdebild veranlaßt meistens eine frühzeitige Inanspruchnahme des Arztes. Dieser wird bei der körperlichen Untersuchung den Patienten in verhältnismäßig schlechter Verfassung vorfinden. Sein Gesicht ist gerötet, der Blutdruck ist niedrig, der Bauch ist gebläht und bei Betasten druckschmerzhaft. Es liegt eine Situation vor, in der rasche Hilfe durch eine Betreuung im Krankenhaus notwendig ist. Der Erkrankte sollte einen entsprechenden Rat im eigenen Interesse befolgen und sich umgehend in klinische Behandlung begeben.

Die durch den Patienten selbst geschilderte Symptomatik und die Aufzeichnung oder Übermittlung des zu Hause erhobenen ärztlichen Befundes erlauben relativ rasch, an das Vorliegen einer akuten Pankreatitis zu denken. Blutuntersuchungen, die zeigen, daß Pankreasfermente vermehrt im Blut kreisen, sind dann der letztlich belegende Hinweis.

Die dann vorzunehmenden Behandlungsmaßnahmen richten sich einmal gegen einen zu erwartenden oder bereits eingetretenen Kreislaufschock und tragen Sorge, daß das Pankreas funktionell weitgehend ruhig gestellt wird. Die Mittel der Wahl sind eine ausreichende Gabe von Flüssigkeit mittels intravenöser Infusionen und absolute Nahrungskarenz. Wir haben ja oben gesehen, daß Nahrungsaufnahme der wirksamste Reiz für das Pankreas ist. Nahrungskarenz stellt das Organ ruhig. Daneben werden selbstverständlich schmerzlindernde Medikamente gegeben.

Zur weiteren Abklärung hinsichtlich Ursache und Schwere des Krankheitsbildes bedarf es einiger von Fall zu Fall unterschiedlicher Untersuchungen, zu denen sich aber der Erkrankte bereit erklären sollte. Sie dienen nämlich nicht nur allein zur Feststellung der akuten Pankreatitis, sondern sicherheitshalber auch zum Ausschluß anderer Erkrankungen, die ein ähnliches Beschwerdebild hervorrufen können.

Betrachtet man zur Frage nach der *Ursache der akuten Pankreatitis* die einschlägige medizinische Literatur, so findet sich eine Liste von Erkrankungen, die mit einer akuten Pankreatitis in Zusammenhang stehen können. Erfahrungsgemäß sind zwei Dinge am häufigsten:

Einmal kann es sich um eine *Begleiterkrankung bei einer Gallensteinerkrankung* handeln, wenn nämlich der Stein die gemeinsame Öffnung in den Darm in Höhe der Vaterschen Papille verlegt hat. Hier mag bedeutsam werden, daß Gallensaft, bedingt durch das Hindernis, in die Ausführungsgänge des Pankreas eindringt.

Zum anderen wissen wir, daß *übermäßiger Genuß von Alkohol* zu einer akuten Bauchspeicheldrüsenentzündung führen kann. Es wird daran gedacht, daß Alkohol eine Eindickung des Pankreassaftes verursacht, wodurch eine normale Ausscheidung verhindert und somit ein Rückstau bedingt wird, der ein Platzen der Drüsenknospen bewirkt. Dadurch kann Pankreassaft in das Zwischengewebe der Bauchspeicheldrüse eindringen und dieses dann andauen, wodurch ein starker Entzündungsreiz ausgelöst wird.

Es gibt aber auch eine Reihe von *Infektionen*, die mit einer akuten Bauchspeicheldrüsenentzündung einhergehen. Am bekanntesten ist die *Mumpsinfektion*. Sichtbar betrifft sie zwar nur die Ohrspeicheldrüsen. Da aber Ohrspeicheldrüsen und Bauchspeicheldrüse eng verwandt sind, kann auch gleichzeitig das Pankreas erkranken. Für den Kinderarzt und viele Eltern ist dieser Zusammenhang aus Erfahrung bekannt. Gefährlich ist aber diese pankreasbezogene Komplikation einer Kindererkrankung meistens nicht. Auch andere Infektionen können eine akute Pankreatitis als Begleiterkrankung nach sich ziehen.

Wir kennen auch akute Pankreatitiden, die bei *Stoffwechselerkrankungen* entstehen, wie etwa bei einer *Überfunktion der Nebenschilddrüse*, oder durch *Drogen* und *gefäßbedingte Veränderungen*. Neben den anfangs genannten zwei Hauptursachen, dem Gallensteinleiden und dem übermäßigen Alkoholgenuß, haben alle anderen aber eine nur untergeordnete Bedeutung. Sie treten begleitend auf, bestimmen aber nicht endgültig das Krankheitsbild.

Die akute Pankreatitis bei Gallensteinleiden wird als Begleitpankreatitis bezeichnet. Nur in wenigen Fällen ist sie so ernsthaft, daß sie lebensbedrohlich wird. Anders ist dies bei der durch übermäßigen Alkoholkonsum ausgelösten akuten Pankreatitis. Wenn auch angeborene Faktoren als Vorbedingungen mit im Spiel sein mögen, so begegnet uns der Alkohol – ähnlich wie bei Lebererkrankungen – doch wieder als schädigende Komponente. Hat sich daher keine andere plausible Erklärung für die Ursache einer einmal durchgemachten Pankreatitis gefunden, so wird der behandelnde Arzt raten, *auf Alkohol zu verzichten*. Diese Mahnung muß noch eindringlicher sein als bei den Frühstadien der alkoholischen Leberschädigung. Die alkoholische Leberschädigung ist wohl im wesentlichen abhängig von der Menge aufgenommenen Alkohols; beim Pankreas dagegen dürfte von Bedeutung sein, ob Alkohol aufgenommen wird oder nicht. Somit können bereits für entsprechend Veranlagte geringe Mengen Alkohol eine akute Pankreatitis auslösen.

Chronische Pankreatitis

Unter chronischer Pankreatitis verstehen wir eine Entzündung der Bauchspeicheldrüse, die über einen langen Zeitraum im Organ schwelt und es allmählich zerstört. Dabei ist sowohl die exokrine als auch die endokrine Funktion betroffen. Folge ist eine mangelnde Ausnutzung der aufgenommenen Nahrung und eine Zuckerkrankheit. Die chronische Pankreatitis ist verbunden mit mehr oder weniger dauerhaft anhaltenden Oberbauchschmerzen; nur bei etwa 5% der Erkrankten ist dieses Zeichen nicht zu finden.

Hauptursache der chronischen Pankreatitis ist ein übermäßiger Alkoholkonsum. In Frankreich hatte eine untersuchte Gruppe von Patienten mit chronischer Pankreatitis im Durchschnitt um 180 g Alkohol pro Tag zu sich genommen. Entsprechender Alkoholkonsum muß im allgemeinen über 6 bis 12 Jahre erfolgen, um die Bauchspeicheldrüse nachhaltig zu schädigen. Alkohol kann die bereits genannte Eindickung des Pankreassekretes bewirken, die Sphinktermuskulatur der Vaterschen Papille zur Kontraktion anregen und als Gift auch die Pankreaszellen direkt treffen.

Neben Alkohol als Anlaß für eine chronische Pankreatitis können auch andere Ursachen verantwortlich sein. Hier wird auch die Überfunktion der Nebenschilddrüse verantwortlich gemacht. In wenigen Ausnahmen können Unterernährung oder unfallbedingte Verletzungen die Ursache sein. Diese sind aber Ausnahmen und nicht die Regel.

Komplikationen nach akuter und chronischer Bauchspeicheldrüsenentzündung

Die Komplikationen, die sich nach einer akuten oder chronischen Bauchspeicheldrüsenentzündung entwickeln, sind meistens erklärbar durch gewebliche Veränderungen innerhalb des Organs.

Blutgerinnsel innerhalb der Milzvene und damit Verlegung des venösen Abflusses von Milzvenenblut sind eine relativ häufige Komplikation der akuten Pankreatitis. Dies bewirkt, daß sich nun das arteriell in die Milz einströmende Blut einen neuen Weg suchen muß. Wir wissen, daß venöse Verbindungen zu den Venen der Speiseröhre bestehen. Somit kann als Folge einer akuten Pankreatitis mit einhergehender Milzvenenthrombose ein Ösophagusvarizenleiden entstehen. Dieses läßt sich sowohl erkennen durch röntgenologische Darstellung der entsprechenden Gefäße, als auch durch die klinischen und laborchemischen Untersuchungen. Patienten, die an einer solchen Komplikation leiden, werden sich einer Operation unterziehen müssen. Dabei wird die Milz entfernt, womit der vermehrte Zufluß zu den Speiseröhrevenen unterbunden wird. Damit schwinden auch die Krampfadern in der Speiseröhre und Blutungen werden nicht mehr auftreten.

Es können sich weiterhin aufgrund akuter oder chronischer Bauchspeicheldrüsenentzündungen Zysten im Organ entwickeln. Diese sind im allgemeinen relativ leicht festzustellen. Gelegentlich können sie durch ihre Ausdehnung den allgemeinen Ausführungsgang der Bauchspeicheldrüse einengen. Dann wird eine operative Entfernung notwendig. Manchmal aber sind sie zwar feststellbar, aber nicht allgemein beeinträchtigend. In diesem Fall wird man sie belassen.

Innerhalb der Komplikationen der akuten, aber mehr noch der chronischen Pankreatitis ist der Ausfall der exkretorischen und inkretorischen Funktion von besonderer Bedeutung. Beim Ausfall der exkretorischen

Funktion ist die Ausnutzung der Nahrung nicht mehr gewährleistet. Zwei typische Symptome stehen im Vordergrund. Einmal magert der Patient ab, zum anderen leidet er an Durchfall. Durch bakterielle Zersetzung nimmt die aufgenommene und nicht resorbierte Nahrung einen üblen Geruch an, der Stuhl stinkt, seine Menge steigt und aufgrund seines Fettgehaltes glänzt er und klebt an der Klosettschüssel.

Unabhängig von der Ursache, derentwegen die Bauchspeicheldrüse nicht mehr ordnungsgemäß funktioniert, kann dem Patienten in solchen Fällen geholfen werden. Er muß nämlich nur durch Einnahme von Pankreasfermenten den Mangel an selbstgebildeten entsprechenden Arbeitsstoffen ausgleichen. Die Menge an Kapseln oder Körnern, die ihm sein behandelnder Arzt verschreibt, richtet sich nach der Qualität seines Stuhles. Ist dieser wieder einigermaßen geformt, so wurde die richtige Menge an Fermenten eingenommen. Dem Patienten wird man auch raten, daß er die Fermente nicht nur vor oder nach der Mahlzeit einnimmt, sondern vor allem während der Nahrungsaufnahme, denn nur dann kommen sie optimal zur Wirkung.

Ist das Pankreas durch chronische Entzündungsprozesse weitgehend zerstört, sind auch die Inselzellen betroffen. Damit resultiert eine mangelhafte Ausscheidung von Insulin, und der Betroffene wird zum Diabetiker. Ist dies der Fall geworden, so hilft nur, dem Organismus das Hormon Insulin durch Spritzen zugänglich zu machen. Die Menge des benötigten Insulins wird vom Grad der Erkrankung bestimmt.

Behandlung

Bei Erkrankungen der Bauchspeicheldrüse gibt es im Grunde genommen keine allgemeinen Ratschläge für eine Behandlung. Es wurde genannt, daß nicht allein die Menge, sondern allein schon die Tatsache der Alkoholaufnahme für die Bauchspeicheldrüse schädigend sein kann. Hat sich eine akute Pankreatitis entwickelt, entscheidet der Erfolg der klinischen Behandlung über das weitere Schicksal.

Haben sich operativ zu beseitigende Ursachen als auslösend herausgestellt, so muß der Chirurg zu Rate gezogen werden. Bei chronischer Pankreatitis läßt sich durch konservative Maßnahmen, wie etwa die Verordnung von Pankreasfermenten, der Folgezustand relativ gut beherrschen. In manchen Fällen dagegen geht die chronische Pankreatitis mit erheblichen, eventuell dauerhaften Schmerzen einher. Auch in diesen Fällen wird im allgemeinen der Chirurg hinzugezogen werden. Letztlich bestimmt der individuell gelagerte Fall dessen Handeln. Meist ist Hilfe für den Erkrankten möglich.

Andere wirkungsvolle Maßnahmen, wie etwa eine physikalische Behandlung oder eine Kurortbehandlung kennen wir nicht. Der Pankreaskranke ist daher letztlich weniger gut gestellt als der an einer chronischen Lebererkrankung Leidende. Aber auch, wenn die Funktion seiner Bauchspeicheldrüse weitgehend ausgefallen ist, werden ihm Möglichkeiten angeboten werden, diese medikamentös zu ersetzen. Er kann auch Hilfe erwarten, wenn der chronische Entzündungsprozeß ihm Schmerzen bereitet, die es ihm nicht erlauben, seinen beruflichen und sonstigen täglichen Aufgaben nachzukommen. Auch in diesen Fällen kann mit Medikamenten oder durch chirurgische Maßnahmen Abhilfe geschaffen werden. Welcher Art sie sind, entscheidet der Einzelfall.

Zustand nach operativer Entfernung des Pankreas (Zustand nach Pankreatektomie)

Es gibt Krankheitszustände des Pankreas, bei denen dem Betroffenen nur geholfen werden kann, wenn das Organ weitgehend entfernt wird. Diese Situation ergibt sich bei einer fremdgeweblichen Organumwandlung mit bösartigem Charakter und bei narbigen und zystischen Defekten, die ständig zu Schmerzen und immer wiederkehrenden akuten Entzündungen des Restorgans führen.

Es galt früher als nicht mit dem Leben zu vereinbaren, wenn die Bauchspeicheldrüse entfernt ist. Diese Einschätzung kann aber nicht mehr aufrecht erhalten werden. Moderne Arzneimittel erlauben es, die nach Bauchspeicheldrüsenentfernung auftretende Verdauungsstörung durch Zufuhr von Verdauungsfermenten in Form von Kapseln oder Körnern auszugleichen. Die verlorene Funktion des Pankreas für den Zuckerstoffwechsel läßt sich durch Zufuhr von Insulin gut ausgleichen.

Für die durch die Operation zu erreichende Beschwerdefreiheit zahlt der Betroffene mit einer selber zu handhabenden Führung, die aber leicht zu erlernen ist. Zusammen mit seinem betreuenden Arzt und auch durch die Hilfe gleichartig Betroffener lernt der Pankreatektomierte, sich seinen neuen körperlichen Gegebenheiten anzupassen, um bald wieder ein seinen normalen sozialen Gegebenheiten angepaßtes Leben zu führen.

Diätetik – Ernährungsweise

Erkrankungen der Leber, des Gallenwegssystems und der Bauchspeicheldrüse sind neben anderen Erkrankungen Ziel für diätische Empfehlungen. Diese Empfehlungen mögen in gesonderten Fällen richtig sein, häufig aber haben wissenschaftlich fundierte Untersuchungen ergeben, daß sie nutzlos, möglicherweise auch im Sinne einer Fehlernährung unzuträglich sind. Es wurde bei der Besprechung der unterschiedlichen Krankheitsbilder bereits in direktem Zusammenhang auf diätetische Probleme eingegangen, es soll aber in einem zusammenfassenden Abschnitt dieses Problem erneut besprochen werden.

Diät bei Lebererkrankungen

Es gilt heute als erwiesen, daß bei *akuter und chronischer Hepatitis* und bei anderen Lebererkrankungen, mit Ausnahme der Leberzirrhose, diätetische Maßnahmen im Sinne einer sog. »Leberschonkost« den Verlauf der Erkrankung nicht beeinflussen und eher dazu beitragen, durch Einseitigkeit der Ernährung zu einer Mangelernährung des Erkrankten zu führen. Desweiteren schränken nutzlose Diätempfehlungen die Lebensqualität des Erkrankten grundlos ein, häufig auch wird der familiäre Kreis einbezogen, evtl. mit Störungen der Harmonie. Nach gültiger wissenschaftlich erwiesener Grundlage ist der Leberkranke – mit Ausnahme bei Leberzirrhose – *an keinerlei Beschränkungen gebunden* und darf die Kostform wählen, die seinen Wünschen und Verträglichkeiten entspricht.

Die moderne Diätetik empfiehlt den Leberkranken eine Kost, die gemäß den Richtlinien der Deutschen Gesellschaft für Ernährung (DGE) den Bedarf an notwendigen Nährstoffen deckt und ernährungswichtige Präventivmaßnahmen berücksichtigt. Es gilt das Schlagwort der *»wohl ausgewogenen Ernährung«*.

Bei fortgeschrittener Lebererkrankung, die das *Stadium der Leberzirrhose* erreicht hat, sind diätetische Einschränkungen *notwendig*. Die generelle Empfehlung läßt sich zusammenfassen:

kochsalzarme Diät unter Beachtung der persönlichen Eiweißtoleranz.
Diese Empfehlung ist begründbar:

Die Einschränkung der täglichen Kochsalzaufnahme beugt der Entwicklung der Bauchwassersucht (=Ascites) vor. Der betroffene Patient muß erkennen, daß bei einem zirrhotischen Umbau der Leber die Fähigkeit, überschüssig aufgenommenes Kochsalz wieder auszuscheiden, gestört ist und, daß im Überschuß im Körper einbehaltenes Kochsalz durch Wasser gebunden wird. Dies äußert sich in Ascites, Wasseransammlungen im Brustfellraum und Wasseransammlungen im Gewebe der Unterschenkel und der Füße.

Die Einschränkung der täglichen Eiweißmenge der Nahrung ist notwendig, um Schädigungen des Gehirns zu verhindern, die sich im Konzentrationsverlust, Schläfrigkeit und evtl. Koma äußern. Je nach Stadium der Leberzirrhose im Rahmen des Krankheitsfortschrittes grenzt sich die täglich erlaubte Eiweißmenge ein. Diese Eiweißmenge ist meßbar. Es ergeben sich Diätempfehlungen mit u. U. 30 g oder 40 g Eiweißzufuhr pro Tag. Die Umsetzung dieser Empfehlungen in die Praktiken der täglichen Küche mögen nicht einfach erscheinen. Hinweise in einem späteren Abschnitt (s. S. 125) sollen Beispiele geben, daß auch eingeschränkte Kostformen eine schmackhafte, angeglichene Ernährung möglich machen.

Diät bei Gallenerkrankungen

Diätetische Empfehlungen bei Patienten mit Gallenerkrankungen sind allgemein nur dann angezeigt, wenn Gallenblasensteine festgestellt wurden, oder sich nicht lösende Steine in den Hauptgallengängen zum Hindernis werden, also bei dem Gallensteinleiden. Wir wissen, daß der stärkste ernährungsbedingte Reiz auf das Gallenwegssystem eine fettreiche Mahlzeit ist, welche Mittlersubstanzen freisetzt, die zu einer vermehrten Produktion von Galle und zu einer Kontraktion der Gallenblase führen. Bei gestörten Abflußverhältnissen für entweder mehr gebildeter oder mehr auszuscheidender Galle muß sich der Druck in den Gallenwegen erhöhen, was zu Schmerzen resp. Koliken führen könnte.

Trotz dieser einleuchtenden Zusammenhänge ist aber noch nicht erwiesen, ob der weitgehende Verzicht auf Fett in der Nahrung sich positiv auf das Beschwerdebild auswirkt. Somit gibt es heute *keine Gallediät, die wissenschaftlich erprobt ist und deswegen anzuraten ist*. Zu empfehlen ist eine leichte Normalkost. Die *»Deutsche Arbeitsgemeinschaft für Ernährung und Diätetik«* versteht darunter, daß solche Nahrungsmittel gemieden werden sollen, die bei mehr als 5% der Patienten Unverträglichkeiten auslösen.

Patienten, bei denen durch Gabe von *Cheno- und Ursodesoxycholsäure* eine Auflösung von Cholesterinsteinen durchgeführt wird, sollten darauf achten, daß der tägliche Cholesterinverzehr 100 mg nicht überschreitet. Nach erfolgter Steinauflösung auf jeden Fall – aber insgesamt auch immer – zu empfehlen ist eine ballaststoffreiche Ernährung, da diese u. a. die Bildung neuer Cholesteringallensteine verhindert.

Diät bei Pankreaserkrankungen

Ein wesentliches Ziel der Behandlung der *akuten Pankreatitis* ist die *Ruhigstellung* des erkrankten Organs, soweit es die Produktion von Pankreassaft betrifft. Dies ist diätetisch durch Nahrungskarenz sowohl in fester als auch flüssiger Form möglich. Es wird daher in der ersten akuten Phase ein intravenöser Flüssigkeitsersatz mit entsprechender Bilanzierung der Blutsalze durchgeführt. Die normale Ernährung wird nach Besserung der Situation stufenweise über Tee, Tee u. Zwieback, Breikost, Schonkost langsam wieder aufgebaut. Die jeweiligen Stufen werden ärztlicherseits bestimmt abhängig vom jeweiligen Zustand des Patienten und abhängig von der Aktivität der Entzündung.

Bei *chronischer Pankreatitis* sind die Grundlagen diätetischer Empfehlungen geprägt durch

- Überlegungen, diätetisch das Fortschreiten der Erkrankung zu verhindern und/oder
- den Ausfall an Verdauungsfunktion so zu berücksichtigen, daß die Diät eine ausreichende Nahrungsverwertung gewährleistet.

Zu diesen Vorgaben ist zu sagen, daß es keine Diätform gibt, die das Fortschreiten einer chronischen Pankreatitis verhindern kann. Diätetische Maßnahmen beschränken sich daher auf Ernährungsempfehlungen, die sich in ihrer Art an den individuellen Gegebenheiten orientieren. In der täglichen Praxis und unter der Gegebenheit der bei chron. Pankreatitis zuerst eintretenden mangelnden Verwertung von Nahrungsfett wird bei Fettstühlen trotz ausreichender Einnahme von Pankreasfermentpräparaten, die Nahrungsfettmenge reduziert. Sinkt die verträgliche tägliche Fettzufuhr unter das Maß von 40% der täglichen Energiemenge, so kann ein teilweiser Ersatz des Nahrungsfettes durch Fette mittelkettiger Fettsäuren (MCT) in der Ernährung notwendig werden. MCT ist in Form von Öl und spez. Margarine im Handel zu finden. Bei gestörter Fettverwertung kann es zu einem Mangel von den nur in Fett gelöst aufzunehmenden Vitaminen (Vit. A, D, E, K) kommen. Es werden daher Vitamininjektionen u. U. notwendig werden.

Als eine *grundsätzliche diätetische Maßnahme* ist der absolute *Verzicht auf Alkohol*, der auslösend und für die Fortentwicklung einer Pankreatitis als verantwortlich bekannt ist.

Aus den genannten Gründen gibt es keine allgemein bei chronischer Pankreatitis anzuwendenen diätetischen Kostformen. Es gibt aber die diätetische Empfehlung, den Fettanteil der Nahrung soweit den individuellen Restfunktionen des Pankreas anzupassen, damit Beschwerden aus dem Darm durch nichtverwertete Speisen vermieden werden.

Diätberatung

In den vorangegangenen Seiten wurden diätetische Probleme aufgezeigt, die sich zwangsweise ergeben. Es wurden Rahmenbedingungen gegeben und Hilfen zum Verständnis ärztlich empfohlener Maßnahmen. Damit hat aber der jeweils Betroffene die Last bekommen, die Organisation seiner diätetischen Bedürfnisse selber zu regeln.

Im ärztlichen Alltag sind diese Probleme häufig, aber in ihrer detaillierten Lösung nicht unbedingte Aufgabe. Es erscheint sinnvoll, daß der Arzt die Rahmenbedingungen einer diätetischen Behandlung mit den Betroffenen bespricht und Hinweise gibt, wo praktischer Rat respektive Unterweisung in der praktischen Zubereitung einer empfohlenen Diät zu bekommen ist.

Anlaufstelle für eine angepaßte diätetische Beratung sind z. B. die ärztlichen Repräsentanten der *»Deutschen Gesellschaft für Ernährung«*. Man findet Zugang zu ihnen über den Hinweis des behandelnden Arztes oder über das örtliche Telefonbuch. Ein Rezept des Hausarztes zu den Rahmenbedingungen einer diätetischen Maßnahme erleichtert den Inhalt des Empfehlungsgespräches. Es ist auch sinnvoll, den Ehegatten/-in zur Beratung mitzunehmen, der die Küche bestellt.

Beispiele für spezielle Kostformen

Es wurde darauf hingewiesen, daß in besonderen Stadien von Lebererkrankungen diätetische Einschränkungen nötig sind, um Komplikationen zu vermeiden. Es sollen daher Beispiele genannt werden, wie solche Sonderkostformen aussehen können, damit deutlich wird, in welchen praktischen Möglichkeiten die Kostumstellung besteht.

Diät bei Leberzirrhose mit der Neigung zu Bauchwassersucht

Für Kranke mit einer Leberzirrhose und der Neigung zu Bauchwassersucht gilt das Gebot, eine *kochsalzarme Diät* einzuhalten. Dies ist Voraussetzung für das Ansprechen der vom Arzt verordneten Medikamente.

Für den Patienten bedeutet dies, daß er jedes Nachsalzen seiner Speisen vermeiden und auch solche Nahrungsmittel nicht zu sich nehmen soll, die viel Kochsalz enthalten. Ein großer Teil unserer Grundnahrungsmittel ist durch seine Zubereitung reich an Kochsalz, wie z. B. Brot, Konserven und Wurstwaren, aber auch Mineralwässer (s. S. 140). Es besteht aber die Möglichkeit, salzarme Nahrungsmittel in Reformhäusern zu erhalten.

Richtlinien kochsalzarm

Da die Zubereitung einer kochsalzarmen Diät für den Ungeübten und mit dem Kochsalzgehalt der Nahrungsmittel nicht Vertrauten schwierig ist, soll auf den folgenden Seiten ein Kostplan wiedergegeben werden, der diese Anforderungen erfüllt. Es sei in diesem Zusammenhang darauf hingewiesen, daß Kostpläne dieser Art nicht immer die Geschmacksrichtung jedes Kranken treffen können. Er kann aber die eine oder andere Speise austauschen. Andererseits geben diese Kostpläne eine gute Übersicht, nach welchen Prinzipien die Zubereitung erfolgen soll.

Die Kost wurde leicht verträglich gehalten und enthält neben 1,2 g Kochsalz ca. 100 g Eiweiß, 200 g Kohlenhydrate und 100 g Fett. Der Kalorienwert dieser Vorschläge beträgt etwa 2200 Kilokalorien (ca. 9200 Kilojoule) pro Tag.

Kost bei Neigung zur Bauchwassersucht

1. Vorschlag	Gehalt an Natrium (mg)	Kilokalorien	Kilojoule
1. Frühstück			
Tee	—	—	—
80 g Roggenbrot	176,0	182	762
20 g Butter	2,0	143	599
70 g Ei (1 Stück)	95,0	113	473
2. Frühstück			
200 g Orange	0,6	98	410
Mittagessen			
150 g Kalbsgulasch	135,0	285	1193
200 g Kohlrabigemüse	20,0	58	243
150 g Kartoffeln	6,0	114	477
50 g Kopfsalat	10,0	7	29
200 g Pfirsichkompott		156	653
Nachmittags			
Tee	—	—	—
50 g Weißbrot	192,5	127	532
10 g Butter	1,0	72	301
30 g Marmelade	4,8	82	343
Abendessen			
Tee	—	—	—
100 g Hähnchenschenkel (kalt)	83,0	138	578
120 g Quark (mager)	43,2	103	431
50 g Mischbrot	210,0	120	502
20 g Butter	2,0	143	599
100 g Blumenkohlsalat	16,0	27	113
100 g Mandarinen	2,0	46	193
Zur Zubereitung (pro Tag):			
30 g Kochfett (Margarine)	31,2	210	879
20 g Öl (für Salate)	—	177	741
20 g Mehl (zum Andicken)	0,2	73	306
Gesamt:	1035	2474	10357

Kost bei Neigung zur Bauchwassersucht

2. Vorschlag	Gehalt an Natrium (mg)	Kilokalorien	Kilojoule
1. Frühstück			
Tee	—	—	—
80 g Mischbrot	336,0	192	804
20 g Butter	2,0	143	599
70 g Ei (1 Stück)	95,0	113	473
2. Frühstück			
150 g Ananaskompott	1,5	111	465
Mittagessen			
150 g Rindsroulade	76,5	183	766
50 g Nudeln	2,5	185	775
100 g Möhrengemüse	50,0	50	167
50 g Kopfsalat	6,0	7	29
Nachmittags			
Tee	—	—	—
50 g Weißbrot	192,5	127	532
10 g Butter	1,0	72	301
30 g Marmelade	4,8	82	343
Abendessen			
100 g Beefsteak (Kalb)	90,0	164	687
120 ml Sauermilch	106,0	68	285
50 g Mischbrot	210,0	120	502
50 g Feldsalat	2,0	9	38
100 g Mandarinen	2,0	46	193
20 g Butter	2,0	143	599
Zur Zubereitung (pro Tag):			
30 g Kochfett (Margarine)	31,2	210	879
20 g Öl (für Salate)	—	177	741
20 g Mehl (zum Andicken)	0,2	73	306
Gesamt:	1211,2	2265	9484

Kost bei Neigung zur Bauchwassersucht

3. Vorschlag	Gehalt an Natrium (mg)	Kilo-kalorien	Kilo-joule
1. Frühstück			
Tee	—	—	—
80 g Mischbrot	336,0	192	804
20 g Butter	2,0	143	599
70 g Ei (1 Stück)	95,0	113	473
2. Frühstück			
200 g Apfel	2,0	116	486
Mittagessen			
150 g Zunge (Kalb)	126,0	195	816
50 g Reis	3,0	181	758
100 g Tomatensalat	3,0	22	92
50 g Kopfsalat	6,0	7	29
150 g Birnenkompott	3,0	114	477
Nachmittags			
Tee	—	—	—
50 g Weißbrot	192,5	127	532
10 g Butter	1,0	72	301
30 g Marmelade	4,8	82	343
Abendessen			
100 g Kalbsbraten (kalt)	90,0	164	687
100 g Joghurt (natur)	62,0	71	297
50 g Mischbrot	210,0	120	502
20 g Butter	2,0	143	599
150 g Bohnensalat	2,6	48	201
200 g Orange	0,6	98	410
Zur Zubereitung (pro Tag):			
30 g Kochfett (Margarine)	31,2	210	879
20 g Öl (für Salate)	—	177	741
20 g Mehl (zum Andicken)	0,2	73	306
Gesamt:	1172,9	2468	10332

Kost bei Neigung zur Bauchwassersucht

4. Vorschlag	Gehalt an Natrium (mg)	Kilokalorien	Kilojoule
1. Frühstück			
Tee	—	—	—
100 g Mischbrot	420,0	240	1005
20 g Butter	2,0	143	599
70 g Ei (1 Stück)	95,0	113	473
2. Frühstück			
150 g Erdbeeren	1,5	56	234
Mittagessen			
150 g Putenkeule	124,5	207	867
150 g Kartoffeln	4,5	114	477
100 g Möhren	50,0	40	167
20 g Erbsen (Mischgemüse)	0,4	17	71
50 g Blumenkohl	8,0	14	59
50 g Kopfsalat	6,0	7	29
200 g Grapefruit	4,0	78	327
Nachmittags			
Tee	—	—	—
50 g Mischbrot	210,0	120	502
10 g Butter	1,0	72	301
30 g Marmelade	4,8	82	343
Abendessen			
150 g Rindfleischsalat	76,5	183	766
20 g Essiggurke	1,0	3	13
20 g Butter	2,0	143	599
50 g Tomate	1,5	11	46
200 g Orange	0,6	98	410
50 g Mischbrot	210,0	120	502
Zur Zubereitung (pro Tag):			
30 g Kochfett (Margarine)	31,2	210	879
20 g Öl (für Salate)	—	177	741
20 g Mehl (zum Andicken)	0,2	73	306
Gesamt:	1254,7	2321	9716

Kost bei Neigung zur Bauchwassersucht

5. Vorschlag	Gehalt an Natrium (mg)	Kilo-kalorien	Kilo-joule
1. Frühstück			
Tee	—	—	—
80 g Roggenbrot	176,0	182	762
20 g Butter	2,0	143	599
70 g Ei (1 Stück)	95,0	113	473
2. Frühstück			
200 g Aprikosenkompott	4,0	172	720
Mittagessen			
150 g Kalbfleisch	135,0	285	1193
150 g Kartoffeln	4,5	114	477
150 g Chicoréesalat	6,0	24	100
150 g Champion (frisch)	7,5	33	138
150 g Himbeerkompott	4,5	86	360
Nachmittags			
Tee	—	—	—
50 g Mischbrot	210,0	120	502
20 g Butter	2,0	143	599
30 g Marmelade	4,8	82	343
Abendessen			
100 g Roastbeef	70,0	243	1017
70 g Ei gekocht (1 Stück)	95,0	113	473
50 g Kressesalat	7,0	16	67
50 g Mischbrot	210,0	120	502
20 g Butter	2,0	143	599
150 g Banane	1,5	128	536
Zur Zubereitung (pro Tag):			
30 g Kochfett (Margarine)	31,2	210	879
20 g Öl (für Salate)	—	177	741
20 g Mehl (zum Andicken)	0,2	73	306
Gesamt:	1068,2	2720	11386

Kost bei Neigung zur Bauchwassersucht

6. Vorschlag	Gehalt an Natrium (mg)	Kilokalorien	Kilojoule
1. Frühstück			
Tee	—	—	—
80 g Roggenbrot	176,0	182	762
20 g Butter	2,0	143	599
70 g Ei (1 Stück)	95,0	113	473
2. Frühstück			
150 g Heidelbeerkompott	1,5	93	389
Mittagessen			
150 g Siedfleisch	102,0	294	1231
150 g Kartoffeln	4,5	114	477
150 g Kohlrabigemüse	15,0	44	184
200 g Apfelmus	0,6	182	762
Nachmittags			
Tee	—	—	—
50 g Weißbrot	192,5	127	532
15 g Butter	1,5	108	452
30 g Marmelade	2,1	91	381
Abendessen			
200 g Milch	150,0	128	536
50 g Reis	3,0	181	758
100 g Quark (mager) Auflauf	36,0	86	360
30 g Zucker	—	116	486
70 g Ei (1 Stück)	95,0	113	473
150 g Aprikosenkompott	3,0	129	540
200 g Grapefruit	4,0	78	327
Zur Zubereitung (pro Tag):			
30 g Kochfett (Margarine)	31,2	210	879
20 g Mehl (zum Andicken)	0,2	73	306
Gesamt:	820,1	2492	10434

Kost bei Neigung zur Bauchwassersucht

7. Vorschlag	Gehalt an Natrium (mg)	Kilokalorien	Kilojoule
1. Frühstück			
Tee	—	—	—
100 g Mischbrot	420,0	240	1005
20 g Butter	2,0	143	599
70 g Ei (1 Stück)	95,0	113	473
2. Frühstück			
200 g Banane (1 Stück)	2,0	170	712
Mittagessen			
150 g Kalbfleisch	135,0	285	1193
100 g Spaghetti	5,0	369	1545
150 g Chicoréegemüse	6,0	24	100
100 g Joghurt	62,0	71	297
100 g Himbeeren	3,0	57	239
Nachmittags			
Tee	—	—	—
50 g Mischbrot	210,0	120	502
10 g Butter	1,0	72	301
30 g Marmelade	4,8	82	343
Abendessen			
200 g Quark (mager)	72,0	172	720
60 g Kresse	8,4	19	80
150 g Pellkartoffeln	4,5	114	477
20 g Butter	2,0	143	599
50 g Tomate	1,5	11	46
200 g Pfirsichkompott	10,0	156	653
Zur Zubereitung (pro Tag):			
30 g Kochfett (Margarine)	31,2	210	879
20 g Mehl (zum Andicken)	0,2	73	306
Gesamt:	1075,6	2644	11069

Richtlinien für eine eiweißbeschränkte Kost

Auf S. 64 wurde besprochen, daß bei bestimmten Stadien der Leberzirrhose eine Eiweißunverträglichkeit bestehen kann, die es erforderlich macht, daß der Eiweißgehalt der Nahrung eingeschränkt wird. Damit wird Vergiftungserscheinungen durch ungenügend entgiftete Eiweißbruchstükke vorgebeugt oder werden bereits bestehende Symptome dieser Störung günstig beeinflußt.

Je nach Schwere der Erscheinungen wird eine Diät mit 30 oder 40 g Eiweiß notwendig werden. Aus der Erfahrung hat sich ergeben, daß Milch- und Eiereiweiß am besten verträglich sind, Fischeiweiß und Käse dagegen schlecht vertragen wird. In den folgenden Spezialdiäten wurde dies berücksichtigt. Das empfohlene eiweißarme Brot ist in Reformhäusern, aber auch in manchen Bäckereien erhältlich.

Eiweißbeschränkte Kost **30 g Eiweiß pro Tag**

1. Vorschlag	Gehalt an Eiweiß (g)	Kilokalorien	Kilojoule
1. Frühstück			
Tee	—	—	—
100 g eiweißarmes Brot	1,1	224	938
20 g Butter	0,1	143	599
30 g Marmelade	0,2	82	343
2. Frühstück			
100 g Erdbeerkompott	0,7	37	155
Mittagessen			
60 g Nudeln	7,8	221	925
100 g Spargelgemüse	2,1	21	88
80 g Tomate (für Tomatensauce)	0,9	18	75
50 g Quark (mager) Quarkspeise	8,6	43	180
50 g Pfirsich	0,3	23	96
Nachmittags			
150 g Johannisbeersaft (schwarz)	1,5	93	389
Abendessen			
300 ml Gemüsebrühe	—	—	—
15 g Grieß	01,6	54	226
30 g Möhren	0,3	12	50
50 g eiweißarmes Brot	0,6	112	469
20 g Tartex	1,6	48	201
10 g Butter	0,1	72	301
200 g Mandarinenkompott	1,6	92	385
Zum Anrichten (pro Tag):			
50 g Margarine als Tagesfett	0,3	349	1461
10 g Mehl (zum Andicken)	1,2	36	151
80 g Zucker	—	308	1290
Gesamt (zirka):	30,6	1988	8322

Eiweißbeschränkte Kost **30 g Eiweiß pro Tag**

2. Vorschlag		Gehalt an Eiweiß (g)	Kilokalorien	Kilojoule
1. Frühstück				
Tee		—	—	—
100 g eiweißarmes Brot		1,1	224	938
20 g Butter		0,1	143	599
30 g Marmelade		0,2	82	343
2. Frühstück				
200 g Grapefruitsaft		1,2	78	327
Mittagessen				
150 g Kartoffeln		3,2	114	477
150 g Möhren		1,7	60	251
50 g Blumenkohl	Mischgemüse	1,3	14	59
20 g Erbsen		1,3	17	71
150 g Birnenkompott		0,8	92	385
Nachmittags				
200 g Orange		2,0	98	410
Abendessen				
50 g Reis (Rohgewicht)		3,4	181	758
150 g Himbeeren	Obstreis	1,8	86	360
50 g eiweißarmes Brot		0,6	112	469
50 g Magerquark mit		8,6	43	180
10 g Petersilie		0,4	5	21
10 g Butter		0,1	72	301
200 g Apfelmus aus der Dose		0,4	182	762
Zum Anrichten (pro Tag):				
40 g Margarine als Tagesfett		0,2	279	1168
10 g Mehl (zum Andicken)		1,2	36	151
70 g Zucker		—	270	1130
Gesamt:		29,6	2188	9160

Eiweißbeschränkte Kost **30 g Eiweiß pro Tag**

3. Vorschlag	Gehalt an Eiweiß (g)	Kilokalorien	Kilojoule
1. Frühstück			
Tee	—	—	—
100 g eiweißarmes Brot	1,1	224	938
20 g Butter	0,1	143	599
30 g Marmelade	0,2	82	343
2. Frühstück			
100 g Mandarinen	0,8	46	193
Mittagessen			
150 g roh gedämpfte Kartoffeln	3,2	114	477
150 g Spinat	4,8	39	163
150 g Möhrengemüse	1,7	60	251
100 g Apfel gedünsteter Apfel	0,3	58	243
20 g Marmelade	0,1	54	266
Nachmittags			
50 g Magerquark	8,6	43	180
100 g Heidelbeeren	0,7	63	260
Abendessen			
150 g Kartoffeln	3,2	114	477
50 g Möhren Kartoffelsuppe	0,6	20	84
50 g Sellerie	0,9	20	84
50 g eiweißarmes Brot	0,6	112	469
10 g Butter	0,1	72	301
10 g Tartex	0,8	24	100
150 g Ananaskompott	0,5	111	465
Zum Anrichten (pro Tag):			
40 g Margarine als Tagesfett	0,2	279	1168
20 g Mehl (zum Andicken)	2,4	73	306
70 g Zucker	—	270	1130
Gesamt:	30,9	2020	8457

Eiweißbeschränkte Kost **40 g Eiweiß pro Tag**

1. Vorschlag	Gehalt an Eiweiß (g)	Kilokalorien	Kilojoule
1. Frühstück			
Tee	—	—	—
80 g Brötchen	5,4	215	900
20 g Butter	0,1	143	599
30 g Marmelade	0,2	82	343
2. Frühstück			
200 ml Apfelsaft	0,2	94	394
Mittagessen			
Eistich / Sauce (50 g Ei)	6,4	81	339
150 g Kartoffeln (Kartoffelbrei)	3,2	114	477
50 g Milch (Kartoffelbrei)	1,6	32	134
200 g Spinat	6,4	52	218
50 g Joghurt (Joghurtcreme)	2,4	35	147
100 g Himbeeren (Joghurtcreme)	1,2	57	239
Nachmittags			
100 g Pfirsichkompott	0,4	78	327
Abendessen			
100 g Tomate (Tomatensuppe)	1,1	22	92
20 g Reis (Tomatensuppe)	1,3	72	301
40 g Weißbrot	3,3	101	423
10 g Butter	0,1	72	301
10 g Tartex	0,8	24	100
200 ml Johannisbeersaft (schwarz)	2,0	124	519
150 g Ananaskompott			
Zum Anrichten (pro Tag):			
40 g Margarine als Tagesfett	0,2	279	1168
30 g Mehl (zum Andicken)	3,6	109	456
50 g Zucker	—	193	808
Gesamt:	39,9	1979	8285

Eiweißbeschränkte Kost **40 g Eiweiß pro Tag**

2. Vorschlag	Gehalt an Eiweiß (g)	Kilokalorien	Kilojoule
1. Frühstück			
Tee	—	—	—
80 g Weißbrot	6,6	202	846
20 g Butter	0,1	143	599
30 g Honig	0,1	91	381
2. Frühstück			
100 g Mandarinen	0,8	46	193
Mittagessen			
70 g Ei (1 Stück)	9,0	113	473
20 g Eiklar Omelette	2,2	10	42
5 g Mondamin	0,4	19	80
100 g Spargel als Füllung	2,1	21	88
150 g Erdbeeren mit	1,0	56	234
20 g Sahne	0,4	58	243
Nachmittags			
Tee	—	—	—
40 g Hörnchen	2,7	108	452
Abendessen			
150 g Pellkartoffeln	3,2	114	477
20 g Butter	0,1	143	599
50 g Magerquark mit	8,6	43	180
20 g Gartenkresse	0,5	7	29
50 g Tomate	0,6	11	46
150 g Birnenkompott	0,8	92	385
Zum Anrichten (pro Tag):			
50 g Margarine als Tagesfett	0,3	349	1461
50 g Zucker	—	193	808
Gesamt (zirka):	39,5	1819	7616

Eiweißbeschränkte Kost **40 g Eiweiß pro Tag**

3. Vorschlag		Gehalt an Eiweiß (g)	Kilokalorien	Kilojoule
1. Frühstück				
Tee		—	—	—
80 g Weißbrot-Toast		6,6	202	846
20 g Butter		0,1	143	599
30 g Marmelade		0,1	91	381
2. Frühstück				
150 g Ananaskompott		0,5	111	465
Mittagessen				
150 g Kartoffeln		3,2	114	477
150 g Blumenkohl	nach pol-	4,0	41	172
70 g Kochei (1 Stück)	nischer	9,0	113	473
10 g Semmelbrösel	Art zube-	0,7	27	113
10 g Petersilie	reitet	0,4	5	21
100 g Apfel	Bratapfel	0,3	58	243
30 g Marmelade		0,2	82	343
Nachmittags				
200 ml Traubensaft		0,4	132	553
Abendessen				
50 g Reis (roh)	Gemüsereis	3,4	181	758
30 g Erbsen		1,9	25	105
20 g Tartex als Sauce		1,6	48	201
100 g Chicorée, gedünstet		1,3	16	67
200 g Banane		2,2	170	712
Zum Anrichten (pro Tag):				
50 g Margarine als Tagesfett		0,3	349	1461
10 g Mehl (zum Andicken)		1,2	36	151
30 g Zucker		—	116	486
Gesamt:		37,4	2060	8627

Natriumgehalt von Mineralwässern

	Na^+ (mg/l)
Dürkheimer Maxquelle	4593
Nürtinger Heinrichsquelle	3395
Tölzer Adelheidquelle	2326
Vichy (Grande-Grille)	1875
Vichy (Celstins)	1330
Überkinger Adelheidquelle	977
Heppinger Heilwasser (Stilles Wasser)	780
Emser Kränchen	756
Godesberger Fürstenquelle	615
Fachinger	611
Bertricher Bergquelle	601
Mergentheimer Wilhelmsquelle	546
Tarasper Bonifaziusquelle	505
Bockleter Stahlquelle	502
Schwalheimer Säuerling (Bad Nauheim)	444
Germeter Antoniusquelle	359
Dreiser Sprudel (Vulkaneifel)	323
Apollinaris (Bad Neuenahr)	299
Freyersbacher Sauerbrunnen	276
Hassia Sprudel (Bad Vilbel)	276
Vulkanquelle (Dreis/Eifel)	269
Nauheimer Ludwigsbrunnen	238
St.-Anna-Heilwasser (Bad Windsheim)	199
St.-Gero-Heilquelle (Gerolstein)	167
Nenndorfer Schwefelbrunnen	161
Driburger Grafenquelle	138
Gerolsteiner Stern	134
Sophienquelle (Bad Peterstal)	127
Tönissteiner Sprudel (Brohl)	62
Hochwaldsprudel (Schwollen)	58
Wildunger Georg-Viktor-Quelle	57
Driburger Caspar-Heinrich-Quelle	49
Lamscheider Stahlbrunnen	30
Göppinger Sauerbrunnen	27
Brohler Oranienquelle	<23

Natriumgehalt von Mineralwässern

	Na^+ (mg/l)
Peterstaler Schwarzwaldperle (Stilles Wasser)	<23
Rietenauer Heiligenthalquelle	<23
Bergquelle Schwollen	<23
Waldquellwasser (Kirkel)	<23
Meinberger Neubrunnen	<23
Wildunger Reinhardsquelle	<23
Niedernauer Römerquelle	<23
Wernarzer Brunnen (Bad Brückenau)	<23
Selters, Staatl.	<23
Contrex (Contrexéville)	<23
Perrier	<23
Vittel (Hauptquelle)	<23
Volvic	<23

Anhaltswerte zur Umrechnung von Kochsalz in Natrium und umgekehrt

1 g	NaCl	=	393,36 mg	Na^+
1 g	NaCl	=	17,11 mval	Na^+
1 g	Na^+	=	2,54 g	NaCl
1 g	Na^+	=	43,5 mval	Na^+
1 mval	Na^+	=	58,44 mg	NaCl
1 mval	Na^+	=	22,99 mg	Na^+

Kräuter und Gewürze

Unbeschränkt

Anis
Basilikum
Beifuß
Bohnenkraut
Borretsch
Chili
Curry
Dill
Essig
Estragon
Ingwer
Kerbel
Knoblauch
Koriander
Kresse
Kümmel
Liebstöckel
Lorbeer
Majoran
Meerrettich
Muskat
Nelken
Oreganum
Paprika
Petersilie
Pfeffer
Pfefferminze
Piment
Pimpinelle
Rosmarin
Salbei
Schnittlauch
Thymian
Vanille
Wacholder
Zitrone
Zitronenmelisse
Zimt

Vermeiden

Senf
Maggiwürze
Brühwürfel
Backpulver
Oliven
Tomatenketchup
Tomatenmark
Mayonnaise

Würzen statt salzen!

Patientenselbsthilfe

Viele der besprochenen Krankheiten sind chronisch und machen es erforderlich, daß der Betroffene lernt, mit der Erkrankung zu leben. Der unmittelbare Bezugspartner bei dieser Situation ist der Hausarzt. Es hat sich aber gezeigt, daß die Betroffenen auch Bezug aufnehmen zu gleichartig Erkrankten und im gegenseitigen Austausch von Erfahrungen und praktischen Hinweisen das Ziel, mit der Krankheit zu leben, schneller und besser erreichen, als dies durch das Gespräch mit dem Arzt möglich wird. Aus dieser Erfahrung heraus haben sich Selbsthilfegruppen mit loser oder unterschiedlich fester Organisation gebildet. Der Selbsthilfegedanke, also die gemeinsame Umsetzung der ärztlichen Empfehlungen in die Praxis findet in dieser Form bei der Ärzteschaft Anerkennung und Unterstützung.

Für Erkrankungen der Leber und der Galle sind Selbsthilfegruppen noch nicht bekannt geworden, möglicherweise ist die Art der Erkrankungen dafür verantwortlich, anders als z. B. bei chronischen Darmerkrankungen, dem Diabetes mellitus, der multiplen Sklerose oder bei Rheumatismus. Organisationen, wo sich Betroffene der in diesem Buch besprochenen Krankheitsbilder Rat zur Hilfe in praktischen Belangen der Durchführung der ärztlich empfohlenen Maßnahmen holen können ist daher begrenzt.

Bei Fragen zur Diätetik gibt kompetenten Rat die örtliche oder überörtliche Vertretung der *»Deutschen Gesellschaft für Ernährung«*. Kontakt ist durch den Eintrag im örtlichen oder überörtlichen Fernsprechbuch möglich.

Im Rahmen der Erkrankungen der Bauchspeicheldrüse sei hingewiesen auf den »Arbeitskreis der Pankreatektomierten e. V.« (*Bundesgeschäftsstelle, Ostpreußenallee 8, D-4047 Dormagen* 1), der sich allerdings speziell mit Patienten befaßt, bei denen die Bauchspeicheldrüse operativ entfernt wurde, aber im Konzept auch den Bereich der chronischen Pankreaserkrankungen im Sinne des Selbsthilfegedankens betreut.

Es sei aus ärztlicher Erfahrung gesagt, daß Patienten, die derartige Kontakte aufnehmen, gut beraten sind, wenn sie diese ihrem behandelnden Arzt kundtun und mit ihm besprechen. Das gegenseitige Miteinander im Bemühen zur Lösung der gesundheitlich gegebenen Problematik gelingt dann schneller und leichter.

Schlußbetrachtungen

Der vorliegende Ratgeber enthält eine Menge von Informationen über Art und Ursache unterschiedlicher Erkrankungen der Leber, der Galle und der Bauchspeicheldrüse. Solcherart erkrankte Patienten werden manche Antwort finden auf Fragen, die sie bewegen. Diese Informationen werden zu einem besseren Verständnis ihrer Erkrankung führen, aber meistens nicht das Gespräch mit dem behandelnden Arzt ersetzen. Es wird auch deutlich geworden sein, daß die Beherrschung ihrer Krankheit nicht allein durch ärztliches Handeln möglich wird, sondern auch durch eigenes Zutun.

Fremdwörterverzeichnis

Akut (lat.)
scharf, heftig; akute Krankheiten: schnell entstehend und rasch verlaufend, im Gegensatz zu chronischen

Bilirubin (lat.)
Gallenfarbstoff

Biopsie (griech.)
Besichtigung eines lebenden Organs

Blutserum
Blutflüssigkeit

chronisch (griech.)
längere Zeit dauernd, langwierig

Dekompensation (lat.)
mangelhafte Ausgeglichenheit

Depot (franz.)
Aufbewahrungsort

Diabetes
Zuckerkrankheit

Diagnose (griech.)
Erkennung, Bestimmung

Duodenum (lat.)
Zwölffingerdarm

Dyskinesie
Bewegungsstörung

Elektrophorese
Trennung der einzelnen Eiweißmoleküle des Blutserums durch elektromagnetische Prinzipien

Epidemie
Massenerkrankung

Fermente (lat.)
Stoffe, die andere Substanzen zu zersetzen imstande sind, sich selbst dabei aber nicht verändern

Hepatitis (griech.)
Leberentzündung

Hyperbilirubinämie
Vermehrung des Gallenfarbstoffs im Blut

Infusion (lat.)
Eingießung (oder Einträufelung) von Medikamenten in das Blutsystem (intravenös), unter die Haut (subkutan) oder auch in den Darm (duodenal)

Ikterus
Gelbsucht

Immunologie
Lehre von der körpereigenen Krankheitsabwehr

Immunsuppression
Abwehrunterdrückung

Intervallstadium
Zwischenstadium

Koma (lat.)
Zustand von Bewußtseinstrübung

Kolik (griech.-lat.)
heftiger, krampfartiger Bauchschmerz

Kompensationsstadium (lat.)
Zustand des Ausgeglichenseins

Konsistenz (lat.)
Grad der Dichte (Weichheit) eines Organs (oder einer Flüssigkeit)

Konstitution (lat.)
(Körper-)Verfassung

Kontraktion
Zusammenziehung

Kortison
Nebennierenrindenhormon

Laparoskopie (griech.)
Bauchspiegelung

latent
verborgen, unter der Decke schlummernd

Leberpunktion
Entnahme eines kleinen Gewebezylinders aus der Leber

Nekrose (griech.)
der lokale Gewebstod, d. h. das Absterben eines Gewebeteils im lebenden Körper

Ösophagus
Speiseröhre

Pankreas
Bauchspeicheldrüse

Parenchym (griech.)
das Gewebe im Inneren weicher Organe (Leber, Niere), welche die eigentlichen Funktionen des Organs erfüllen

pathologisch (griech.)
krankhaft

Pfortader (Vena portae)
sammelt das venöse Blut aus dem Darmgebiet posthepatisch: Folgezustand nach Leberentzündung

Prognose
Voraussage des Krankheitsverlaufs

Psychosomatik
Lehre von seelisch bedingten körperlichen Leiden

Regeneration (lat.)
Wiedererzeugung, Ersatz verlorengegangener Zellen

Rekonvaleszent
ein Patient in der Erholungsphase

resorbieren (lat.)
aufsaugen

Shunt-Anastomose
künstliche Gefäßnebenleitung

spezifisch (lat.)
Bezeichnung einer Eigenschaft, die bezeichnend für die Tätigkeit eines Organs ist

Stagnation
Stauung

Symptom (griech.)
Krankheitszeichen

Therapie
Behandlung

Transaminase
Ferment, welches die Übertragung einer chemischen Gruppe (Aminogruppe) von einer Verbindung auf eine andere Verbindung befördert

toxisch
giftig

Varize
Krampfader

Vene
zum Herzen führendes Blutgefäß (im Gegensatz zur Arterie = vom Herzen kommendes Gefäß)

Virus (lat.)
Gift, d. h. Krankheitsgift; kleinste Infektionserreger

Zirrhose (griech.)
krankhafte Veränderungen des Bindegewebes auf Kosten der drüsigen Organe

Sachverzeichnis